# 病院での感染症を
# どう予防するか

プロジェクトの立ち上げと現場で役立つ対策

S・セイント／S・L・クレイン／R・W・ストック 著

齋藤昭彦／徳田安春 監修

坂本史衣 監訳　佐々木重喜 訳

西村書店

ヴェロニカ、ショーン、キリン、シャイラ、モナ、プレム&ラクシャ・セイントに
——サンジェイ・セイント

家族および米国の退役軍人に
——サラ・L・クレイン

カリルに
——ロバート・W・ストック

Preventing Hospital Infections;
Real-World Problems, Realistic Solutions

Sanjay Saint
Sarah L. Krein
with Robert W. Stock

Copyright © Sanjay Saint, Sarah L. Krein, and Robert W. Stock 2015
Japanese edition copyright © Nishimura Co., Ltd. 2017

Preventing Hospital Infections; Real-World Problems, Realistic Solutions, First Edition was originally published in English in 2015. This translation is published by arrangement with Oxford University Press. Nishimura Co., Ltd. is solely responsible for this translation from the original work and Oxford University Press shall have no liability for any errors, omissions or inaccuracies or ambiguities in such translation or for any losses caused by reliance thereon.

All rights reserved.
Printed and bound in Japan

本書は2015年に英語で出版された原書名 "Preventing Hospital Infections; Real-World Problems, Realistic Solutions" の日本語訳で、Oxford University Press との契約により翻訳出版されるものです。なお、本書翻訳については西村書店が責任を負うものであり、いかなる誤り・省略・不正確・曖昧さなど、およびそれらによって生じるいかなる損害に対しても、Oxford University Press はその責任を負うものではありません。

本書掲載の情報は医学および専門家のアドバイスの代替となるものではありません。記載事項は執筆時の最新情報に基づき確認するよう努力を払っていますが、医学は日進月歩で進んでおり、情報は常に変化しています。製品情報や臨床手技の使用に際しては、読者自身で最新情報およびメーカー提供の医薬品データシートをご確認ください。原著出版社・著者・編者（および日本語版出版社・監修者・監訳者・訳者）は、本書の内容について最新性・正確性を保証するものではありません。また同様に、本書中の誤り・省略、本書の情報を用いた結果生じたいかなる不都合に対しても責任を負うことは一切ありません。

# 目　次

監修者序文　3

著者序文　5

**第1章**　病院感染対策の新戦略　9

**第2章**　感染予防の取り組みにコミットする　14

**第3章**　介入の種類　22

**第4章**　チームを編成する　34

**第5章**　リーダーシップとフォロワーシップの重要性　46

**第6章**　共通の問題，現実的な解決　59

**第7章**　持続可能性に向けて　75

**第8章**　感染対策への協働的なアプローチ　81

**第9章**　クロストリジウム・ディフィシル対策　89

**第10章**　感染予防の未来　98

参考文献　111

# 監修者序文

　現代の医療は，年々より高度に，そしてより複雑なものに変化している。同時に，抗微生物薬の多用により，抗微生物薬に耐性を持つ微生物が増え，新しい抗微生物薬の開発が進まない現在，耐性微生物をこれ以上増やさない努力が急務であり，国もAMR対策と銘打って，ようやく重い腰を上げ始めた。同時に，それらの微生物が原因となるような医療関連感染を極力減らす努力も同等に必要である。なぜ医療関連感染が起こるのか，なぜ予防できないのか，なぜ広がるのか，その大きなかつ単純な理由は，医療行為はヒトによって行われるからである。

　この本の筆頭著者であるSanjay Saintは，ミシガン大学の総合診療医であり，また，*New England Journal of Medicine* のClinical Problem Solving のSpecial Correspondentとして，診断学の奥の深さ，楽しさを世界中の人に伝えている内科医のスーパースターである。同時に医療関連感染症の専門家であり，以前より，医療安全の立場から，その予防の重要性を発信し続けてきた人物である。

　私と彼との個人的な付き合いは，すでに7年を超えている。彼は，ケニア生まれのインド系アメリカ人であるが，異文化の良さを認め，その良いところを常に取り入れようとしている。学生や研修医に対して熱意を持ち前向きに指導する姿勢は，毎年訪ねてくれている新潟でも多くの人を魅了している。また，彼の指導の下，新潟県での医療関連感染予防のためのプロジェクトを立ち上げることにも成功した。この本は，そのような魅力あふれるSanjayと彼の仲間が，今までの豊富な経験を基に書き上げた医療関連感染予防の本である。

　この本の最も優れた点は，医療関連感染のすでに知られた予防方法をただ列記するのではなく，実際にどうしたらそれが実現可能か，そのやり方を記載している点である。前述したとおり，医療はヒトが行う。ヒトが行うからこそ，この本ではヒトの弱点やその弱さについて述べ，逆にヒトだからできることに目をつけている。ここに記載されていることは，彼らが今までに米国だけでなく，文化や習慣の違うイタリアや日本で実践してきた活動のなかで，特に効果が証明されたものであり，まさに彼の今までの経験が詰まった本である。文化は異なっていても，それぞれの施設における医療関連感染症を減らすヒントが，この本には散りばめられている。

この素晴らしい本の監修に携わる機会を下さった群星沖縄臨床研修センターの徳田安春先生，そして，実際の訳に携わって下さった羽後長野駅前内科の佐々木重喜先生，監訳者の聖路加国際病院の坂本史衣さんに改めて感謝の意を表したい。

　この本に書かれていることが実践され，日本の医療関連感染症が減ることを期待したい。そして，それが日本の新たなエビデンスの構築につながり，世界に波及してもらいたい。それが，いつも日本に特別な思いで接してくれているSanjayへの感謝の言葉となると信じて。

新潟大学大学院 医歯学総合研究科 小児科学分野
齋藤昭彦

# 著者序文

　約200万人の米国人が1年間に医療関連感染（healthcare-associated infection：HAI）を発症し，そのうちの10万人はHAIにより死亡する。しかし，生命と費用，その双方のロスを防ぐポテンシャルの高い，科学的根拠に基づく対策を採用また実行することにより，HAIは予防可能である。これらの対策を完全に実行するには，大きな障壁が存在する。それは，多くの医療者が手順を実践に移すことができないということである。

　HAIとその予防に関する本は書店にあふれている。だがそのほとんどは，さまざまな種類の感染症を明らかにし解説することや，予防の技術的側面——病原体の伝播を防ぐ衛生的環境や最新の医療器具——に主眼を置いている。適応面，すなわち，医療者が対策を受け入れ使用することについて注目しているものはきわめて少ない。

　我々が知るかぎり，適応面に関する問題を取り上げ病院の質改善活動における人間的側面について詳細なガイダンスを提供するのは，本書が初めてである。改善活動のあらゆるプロセス，つまり幹部による承認に始まり，プロジェクトマネジャーや医師と看護師の推進役の選定，ひとつの内科病棟におけるトライアル，そして病院全体での展開から，プロジェクトの成果を維持するためのアジェンダの作成に至る各プロセスにおいて適応面に関する課題に注目する。改善活動に対する抵抗勢力の種類と対策，リーダーシップの役割に関する分析，感染予防の未来をメインテーマにした章もある。

　本書は，架空の病院で感染予防活動が展開する様子を追いかける形式で書かれている。活動のテーマは，カテーテル関連尿路感染catheter-associated urinary tract infection：CAUTI）である。そのため活動の舞台となるのは救急外来やICUに限定されず，病院全体であり，そしてその対象となるのはあらゆる医療者である。この活動から得られる教訓は，静脈血栓，褥瘡や転落など他の多くの質改善活動に応用することができる。

　本書は比較的簡潔であり，会話調で書かれている。その内容は過去10年間になぜある病院が他の病院に比べて感染予防に成功しているか理解するために行った我々の調査結果を反映している。これらの調査および予防関連活動は退役軍人省，米国国立衛生研究所，米国医療研究品質庁，ミシガン州ブルークロス・ブルーシールド，そしてミシガン州保健・病院協会キーストーン・センターの資金援助を受けている。

　これらの資金提供者からの貴重な支援に加え，感染予防と患者安全の向上という目

標を共有する素晴らしい人々とともに働く機会に恵まれた。我々は献身的なプロジェクトスタッフである Elissa Gaies, Karen Fowler, Molly Harrod, Hiroko Kiyoshi-Teo, Edward Kennedy, Debbie Zawol, Karen Belanger, Jane Forman, Christine Kowalski, Todd Greene, Laura Damschroder, Latoya Kuhn, Andy Hickner, David Ratz, John Colozzi, Heidi Reichert, Brenda Hoelzer や, Tim Hofer, Jennifer Meddings, Jane Banaszak-Holl, Mohamad Fakih, Russ Olmsted, Anne Sales, Mary Rogers, Emily Shuman, Milisa Manojlovich, Lona Mody, Sam Watson, Barbara Trautner, Joel Howell, Scott Flanders, Vineet Chopra, Hugo Sax, Benedetta Allegranzi, Alessandro Bartoloni, Akihiko Saitoh, Didier Pittet, John Hollingsworth, Carol Chenoweth, Nathorn Chaiyakunapruk, Laraine Washer, Carolyn Gould, Anucha Apisarnthanarak, Ben Lipsky, Bob Wachter, Ken Langa, Matt Samore, Jim Battles, Steve Hines, Barbara Edson, Yasuharu Tokuda のような世界各国の協力者との実り多い共同活動から多くの利益を得ることができた。

我々の雇用者であるアナーバー退役軍人ヘルスケアシステムおよびミシガン大学にも謝意を申し上げる。いずれも卓越性を追求する組織であり、ここを我々のホームグラウンドと呼べることは光栄である。本書の作成を支援し励ましてくれた多くの助言者たち、すなわち Rod Hayward, Larry McMahon, John Carethers, Rich Moseley, Eve Kerr, John Del Valle, Eric Young, Mike Finegan, Robert McDivitt に感謝する。また、病院で感染予防活動に従事するなかで生まれた物語（試行錯誤，困難，成功）をインタビューで共有してくれた数多くの医療者にお礼を申し上げる。本書はまさに，ともに力を合わせて患者安全を改善しようと日々努力を重ねる彼らおよび全米そして全世界の同業者に向けて書かれたのである。

さぁ，旅を始めよう！

Sanjay Saint<br>
Sarah L. Krein<br>
Robert W. Stock

## 訳者一覧

**監修者**

**齋藤昭彦**　新潟大学大学院 医歯学総合研究科 小児科学分野
**徳田安春**　群星沖縄臨床研修センター


**監訳者**

**坂本史衣**　聖路加国際大学 聖路加国際病院 QIセンター感染管理室


**訳者**

**佐々木重喜**　羽後長野駅前内科

第 1 章

# 病院感染対策の新戦略

　　　病院とは，これまでに人間が考案したなかで最も複雑な組織である。

　　　　　　　　　　　　　　　　　　　　　　　　　　ピーター・ドラッカー


　我々は，医療関連尿路感染予防キャンペーンに参加した数多くの病院で，スタッフにインタビューを行っていた。膀胱留置カテーテルが医療上必要なときだけ使用され，不要になった時点で確実に抜去されているのを確認するためだ。これは簡単なことのように思えるが，実は非常に複雑かつ難解な作業だ。

　例えば，患者の転倒・転落を心配する看護師には2通りある。一方は患者が動きやすいよう，できるだけ早くカテーテルを抜去したいと思っており，混乱した患者が，チューブにつまづくことを恐れている。ある看護師は，「患者がベッドから抜け出そうとして，怪我をするかもしれない」と語った。

　もう一方は，患者をベッドにとどめておくために，カテーテルを挿入しておきたいと考えている。感染予防担当者が，そんな看護師の言葉を教えてくれた。「患者がベッドから落ちたらまずいのでは？　いつもナースコールで呼んでくれるわけでもないし。転倒・転落は困るんです」。

　どちらの看護師も患者の健康状態を気にかけているが，一方は感染防止に協力的でありもう一方は乗り気ではない。病院が感染対策を推進しようとするときに，こうした人間的な側面が障害になるのはよくあることだ。

　米国の病院には，人道的・経済的な理由から医療関連感染（healthcare-associated infection：HAI）予防は必須だとの共通認識がある。その目的を果たすための，科学的根拠に基づく戦略にも事欠かない。ある研究[1,2]によれば，HAIの少なくとも20％は予防可能で，それが70％にまで達するという研究者もいる。だが，こうした戦略を実行しようとする試みの多くが目標に到達できないのはなぜだろう。我々の研究によって，その主な原因は，感染予防の取り組みに対しスタッフの積極的な支援が得られないことだと判明した。このような病院では，取り組みの技術面にのみ重点が置かれ，人間的側面が軽く扱われていたのである。

　本書では，病院で行う感染予防の取り組みを組織化し，実行するための実践的な枠

組みを示す．科学的根拠に基づく感染対策についても述べるが，こうした対策を完全に行動に移す方法，つまり「行動を変えること」に主眼を置く．我々は核心となる問いへの答えを出そうと思う．タテ社会で，優先順位がぶつかり合い，人間関係が錯綜する複雑怪奇な病院という組織で，どうすれば感染予防の取り組みを受け入れてもらうことができるのか，という問いに．

HAIの代償が高いことは周知の事実だ．米国疾病対策センター（Centers for Disease Control and Prevention：CDC）は，2011年に722,000件のHAIが発生し，死者は75,000名に上ると推定した[3]．これにより病院にのしかかる医療費は年間400億ドルと試算される[4]．これらの感染症は，年間数十万人の患者に肉体的・精神的苦痛を与える．そして病院職員とその文化に対し，*primum non nocere*（はじめに害なすことなかれ）という信条が守られていないことを常に思い起こさせることにより，精神的苦痛を与えている．

病院側はこうした問題を無視し続けてきたわけではない．むしろその逆だ．顧客主導の患者安全推進運動を背景に，何百ものHAI予防プログラムを展開し，医学研究から得られた知見を臨床実践とよりよいケアに応用するという模範を示し続けてきた．確かにそれらのプログラムにはインパクトがあった．先ほど引用したCDCの感染者数と死亡者数は，当初の予測値をはるかに下回っているのである．

ある病院では，中心静脈カテーテルに由来する血流感染予防キャンペーンを展開していたが，我々はこのキャンペーンを集中治療室（ICU）から手術室に拡大したいと考えていた感染予防担当者にインタビューを行った．管理者が集まるクリスマスパーティでカクテルを飲みながら，彼は麻酔科のトップに向かい，ICUでのプロジェクトがフル稼働している今，手術室がこの病院のあらゆる中心静脈カテーテル感染の感染源となっているのを知っているか尋ねたそうだ．すると麻酔科医は驚くと同時に悔しがり，すぐにキャンペーン推進者となったという．

感染予防担当者は言う．「患者がもし自分の親だったらどうするだろう，と自問自答してきました．自分の愛する人に常に最良のケアを望むのと同様，すべての入院患者にそれと同じものを提供したいと思っています」．

しかし，病院全体としてみると，感染対策のゴールに到達するまでには，まだ長い道のりがある．約1,500のICUを対象として米国で行われた全国的な研究が，そのことを明示している[5]．中心ライン関連血流感染（central line-associated bloodstream infection：CLABSI），人工呼吸器関連肺炎（ventilator-associated pneumonia：VAP），カテーテル関連尿路感染（catheter-associated urinary tract infection：CAUTI）という3種類の医療器具関連感染を防ぐために行う対策の遵守率は，報告によれば施設に

よる差が激しく、ときに残念なほど低い。CLABSI対策の遵守率は37〜71%、VAP対策では45〜55%、CAUTI対策では6〜27%である。

　州や連邦政府主導の取り組みも行われている。例えば2009年に米国保健福祉省（Department of Health and Human Services）は全国的な行動計画を開始し、HAI予防プロジェクトへの援助資金を増額した上で、5年以内に最も深刻な5つのHAIを大幅に減らす目標を設定した。公的医療保険（Centers for Medicare and Medicaid Services：CMS）は、いくつかのHAIの治療に対する医療費の支払いを中止した。2014年からは、「HAIへの対応が不充分な下位25%」にランク入りした病院にCMSが支払う金額が1%削減されることになった。さらに、CMSは病院ごとにいくつかのHAI発生率を報告するよう求めている。これは最善のHAI対策を知る上で不可欠の情報だからだ。

　本書の2人の著者は、ときには別に、ときには一緒に、いくつもの効果的な病院感染対策ついて詳細に観察、また参画し、論文を執筆してきた。サンジェイ・セイント（Sanjay Saint）医師は、公衆衛生学修士であり、米国ミシガン大学アナーバー校医学部内科教授およびアナーバー退役軍人ヘルスケアシステムの内科副部長である。看護師であるサラ・クレイン（Sarah Krein）博士は、ミシガン大学看護学部の非常勤特任准教授であると同時に内科特任准教授であり、アナーバー退役軍人ヘルスケアシステムの研究員もつとめている。

　看護師と医師は同じ医療界の住人だが、その世界をどう運営すべきかについては、かなり見解を異にしている。経済学者で医療ライターのゲルハルト・コッハー（Gerhard Kocher）はこれを、「看護とは夢のような職業だ、もし医師がいなかったら」と表現した。しかし、著者である我々は、これまでの研究と本書を完成させる過程で、両者の見解の相違を円満に結びつけることに成功した。

　例えば、両人とも、CAUTI予防のためにミシガン保健病院協会（Michigan Health and Hospital Association）がスポンサーとなった州規模の取り組みのリーダー的な立場にあった。2007年1月〜2012年3月のキャンペーンでは、膀胱留置カテーテル挿入患者数が30%、尿路感染が25%減少し、1,000万ドルの経費削減を達成した[6]。

　こうした医療器具により引き起こされるHAIはきわめてありふれており、しかも予防可能である。だからこそ、真っ先に対策が講じられることになったのである。本書では、特に次の3つの医療器具を取り上げながら我々のテーマについて解説したいと思う。

■ 人工呼吸器（レスピレーターとも呼ばれる）。人工呼吸器を2日以上装着した患者の

10〜20％が肺炎に罹患し，死亡のリスクは 2 倍になる。
- 中心静脈カテーテル（中心ラインとも呼ばれる）。数週間以上心臓近くに留置されるこのカテーテルによって起こる感染症も患者の生命を危険にさらしかねない。この感染症は年間 12 万人もの入院患者に起きている[3]。
- 膀胱留置カテーテル（フォーリーとも呼ばれる）。このカテーテルに関連した感染は，前の 2 つほど危険ではないが，患者に多大な苦痛と不快感を与え，年間およそ 175,000 件にのぼる尿路感染の主な原因となり，米国では最多の医療器具関連感染である[3]。

いずれに対しても，感染予防を目的とした，臨床的な介入の「バンドル（束）」が考案されている。これらの介入の詳細は異なるが，共通の目的は医療器具を可及的速やかに抜去することである。

次章以降で我々が示す感染予防の枠組みでは，CAUTI に主眼を置くこととした。他のふたつにくらべて，CAUTI の質改善にはより多くの困難が伴うからである。我々はまた，CAUTI 予防の枠組みにはより大きな目的があると考えている。すなわちこの枠組みは，転倒・転落，褥瘡，クロストリジウム・ディフィシル感染症予防といった，病院における多種多様な課題への取り組み方を示すモデルになるということである。

本章冒頭の引用で，ピーター・ドラッカー（Peter Drucker）は，ひとつの組織としてみた病院の複雑さに驚嘆している。CAUTI モデルはその複雑さを解きほぐし，病院組織をよりよく理解するための一助となるだろう。

CAUTI 防止の枠組みが，このさらに大きな役割を果たすための最適なモデルになるのは，いくつかの理由がある。

- CAUTI は，救急部門から内科・外科病棟，リハビリ室，ICU と，病院の至るところで患者に影響を及ぼす点で，主に重症患者に発生する VAP や CLABSI とは異なっている。
- CAUTI 予防は，看護師，医師，感染予防担当者，事務系職員，看護助手，微生物検査技師といったさまざまな病院職員に関わりがある。
- CAUTI は，心臓発作や他の致死的なイベントからの救命が最優先される現場では，注意を払われることが少ない。他のいくつかの HAI にも同じことが当てはまる。
- CAUTI モデルは，個別の問題によって異なる技術的要素よりも，応用範囲が広い社会適応に関する問題により大きな影響を受ける。第一線の医療者に求められるの

は，例えば，看護師と医師の間で育まれるポジティブなコミュニケーションであり，これは多くの質改善の努力に共通した到達目標である。

CAUTIモデルの基本的な枠組みは，30菌種以上のブドウ球菌が引き起こす感染症を含むあらゆる感染症への対策に利用することができる。ブドウ球菌感染症は，皮膚膿瘍のような軽症のものから，致死的なメチシリン耐性黄色ブドウ球菌（methicillin-resistant *Staphylococcus aureus*：MRSA）感染症まで，幅広い。この枠組みは敗血症予防の最適なモデルにもなる。敗血症は感染に対して免疫系が破壊的な反応を起こした結果発症する。言い換えれば，敗血症は感染予防プログラムが破綻したときに生じ得るのである。

CAUTIの枠組みについて解説するために，協働する複数の病院ではなく，単一の病院を選んだ。その方が感染予防キャンペーンについてより明確に説明できると考えるためだが，協働的な方法についても第8章でくわしく取り上げる。

研究の過程で，我々は多数のベストプラクティス（ある病院が他の病院よりも感染予防に成功している理由）を見出してきた。電話による聞き取り調査と，メイン州からカリフォルニア州に至るまで病院の現地訪問を通じて，あらゆる階層の病院職員に何百回ものインタビューを行いながら様々な戦略や観察，特に生の声を明らかにした。感染予防プロジェクトの各段階，すなわち病院がキャンペーンの開始を決定した時点から，チームを結成して臨床で実践するところまでを記録し，解析した。プロジェクトが成功を収めるまでには，自分たちの日課を変えたくないと正面切って反対する看護師や，新たな監視の目が入ることを嫌う医師，資金提供を遅らせるための格好の言い訳を見つけた事務職員といった，様々な障壁が存在していた。我々は，介入の成功と，継続性というゴールに向かって進むための具体的な方法を章ごとに一段階ずつ示そうと思う。併せて，CAUTI予防の枠組みを，全く別の難題であるクロストリジウム・ディフィシル感染症にどう適応させられるかについて，第9章で論じた。

どんな病院にとっても一番の望みは，臨床的に秀でることだろう。我々は高い評価を得ている病院の院長と話したことがあり，彼は病院での質改善の取り組みをこう説明してくれた。「我々はただ科学的根拠に基づいたことをしているだけです。誰も科学的根拠に基づいた医療（evidence-based medicine：EBM）には反論できません。ですから，そのように物事を進めているのです」。取り組みが浸透するには少し時間がかかるかもしれない。その理由を彼はこう説明する。「我々は習慣を変えようとしているのです。しかしそれを決して諦めてはいけません」。

# 第2章
# 感染予防の取り組みにコミットする

> 気持ちを言葉で表すのは無意味なことだと思います。気持ちは結果につながる行動へと凝縮されなければなりません。
>
> フローレンス・ナイチンゲール

「この病院では誰もが医療の質に関心を持っています」。上層部が感染対策を支援する理由について説明しながら，病院疫学者は言った。「でも，それは何も我々が良心的だからではありません。節約しなければ，経営が破綻するからなのです」。

もちろん，話はそこまで単純ではないだろう。病院とて人間が運営する組織なのだから，多種多様な飴とムチに応じて決定を下す。金銭的なインセンティブ（動機づけ）は重要な因子だが，唯一のものというわけではない。問題をややこしくしているのは，個々の病院がその規模や患者層，そして（ここでまたもや）財政事情といった因子により，互いに異なっているということである。

しかし，これらの因子に加え，またこれらの因子から影響を受けるのは，優れた患者ケアを提供しようとする各病院のコミットメント（責任ある関わりあい）の水準である。この数十年でコミットメントの水準は，感染予防の取り組みに対する病院の自発性によって定義されることが多くなった。たしかにそれらの取り組みによってこれまで何千人もの患者の生命が救われ，何百万人もが様々な苦痛から解放された。しかし，感染の脅威はいや増すばかりだ。

多剤耐性菌（multi-drug resistant organism：MDRO）は，世界各地で増殖しつづけている。病院における感染予防の努力（例えば膀胱留置カテーテルの使用を減らすなど）により，MRSAのような致死的なMDROが血流に入り込むのを防止し，抗菌薬の使用を必要最小限に抑えることもできる。つまり，病院幹部が感染予防の介入に賛同するのは，感染症が患者にもたらす脅威のゆえかもしれず，実のところ経営層は，「良心的な人たち」の集まりなのである。

## 第2章 感染予防の取り組みにコミットする

### ● なぜ病院は感染予防に取り組むのか

　本章では，病院幹部が感染予防に取り組む理由と，どのように行動を開始するかを探ってみたい。

　感染予防に関する決定は，時としてパッケージの一部，つまりより大きなシステムを再構築するなかで行われる。多くの病院では，全般的な運用効率化のためにリーン生産方式やシックス・シグマを導入してきた。病院の最高経営責任者（CEO）は，感染予防が人道的であるだけでなく，きわめて効率的であることを知っている。

　時にはまた，CEOは自分の病院の感染率が全国平均あるいは近隣の競争相手の達成率より劣っていることを知り，感染予防への介入を指示することがある。同じ地域の病院は「患者」という顧客獲得のため，少なくとも近隣の店舗と同程度のエネルギーをつぎ込んで競争を繰り広げている。後れを取ってはいられない。今や，病院の感染率は公的医療保険（CMS）の病院比較ページや州政府のウェブサイトを通じて，他の指標ともども公衆にあまねく知られており，経営者にとって，隣人に負けてはならじとする新しく，強力なモチベーションとなっている。2013年12月には，ウェブサイト上で公式に報告される医療関連感染（HAI）の一覧に，MRSAとクロストリジウム・ディフィシルが追加された（「町で一番安全な病院」という宣伝文句は，マーケティングツールとして強力だ）。

　同じ理由で，近隣の病院が大がかりな質改善計画を発表したときや，州全体の感染予防協働プロジェクトへの参加を表明したときに，突然，多くのCEOが感染予防を重要視するようになる。第8章で議論するが，協働プログラムは，強力な磁力を病院に与えてくれる，たとえそれがスタッフに苦労を強いるものであったとしてもだ。

　介入への推進力は，施設の内部からも生まれることがある。集中治療医が米国医療の質改善研究所（Institute for Healthcare Improvement：IHI）の会議から戻り，新しい人工呼吸器関連肺炎（VAP）対策がもたらす効果を売り込んだり，クリティカル・ケア委員会がカテーテル関連尿路感染（CAUTI）予防のための介入を提案したりといった具合だ。ときには，我々がインタビューを行った末梢挿入型中心カテーテル（peripherally inserted central catheter：PICC）挿入を専門とする看護師のように，様々な階層の職員が取り組みの発端となることもある。

　彼女は，自施設の中心ライン関連血流感染（CLABSI）発生率が非常に高いと知ったときのことを語ってくれた。「本当に涙が流れて，取り乱してしまいました」。そして自身に問いかけた。「私にできることは何かしら」と。

　彼女は，まず上司を説得して助手をつけてもらい，病棟看護師に中心ラインのより

よい管理法について指導する時間を確保することから始めた。さらに，CLABSI 予防について調査するために休暇を要求し，科学的根拠に基づいた対策を導入した。こうした活動が病院幹部の関心を引き，彼女の方法を病院中の ICU で採用したところ，CLABSI 発生率は 1,000 カテーテル使用日数あたり 4 から 1.2 まで低下した。

より典型的には，感染予防の介入は感染予防担当者から始まる。結局のところ，病院の感染情報を収集，解析，解釈し，病院職員や地域，州，連邦の機関に結果報告するのは彼らである。院内で感染率が上昇していることを最初に察知し，感染予防に関する新しい科学的根拠について最初に学ぶ人々である。

病院幹部の気持ちが感染予防の取り組みに傾くのは，取り組みに科学的な裏付けがある場合だ。ある感染予防担当者が，感染対策を幹部にどのように提案するか説明してくれた。「『これが巷で噂の新しい対策です。これで行きましょう』というのではなく，科学的根拠に基づいたプラクティスを提案することに専念しています」。すると幹部は患者安全を求める声に応えてくれる。だが，CEO に影響を与える飴とムチのなかで最大のムチは連邦政府が握っており，それにはドルマークがついている。

## ● 公的医療保険（CMS）による動機づけ

CMS が民間の保険会社と共に HAI に対する医療費の支払い中止を決定したことは，経営層がこうした感染に立ち向かう強力な動機づけとなった。ある病院での研究[1]によると，この決定がなされた 2008 年 10 月以前は，合併症を伴わない肺炎で入院したメディケア（高齢者および障害者を対象とした米国の公的医療保険制度）の患者について 6,072 ドルが CMS から支払われ，CAUTI を発症した場合はさらに 8,346 ドル，膀胱留置カテーテルに関連して腎膿瘍が生じると 11,891 ドルが支払われていた。今や，CMS は最初の 6,072 ドル（2008 年のドル相場で）のみ支払い，残りは病院の持ち出しになる。（Box 2.1）

感染予防担当者を対象とした 2012 年の調査[2]では，2008 年以降 CMS が支払い中止の対象とした感染症に対して，81％の回答者がより大きな関心を寄せるようになり，70％近くが CLABSI および CAUTI 予防のベストプラクティスをスタッフに指導するため，より長い時間を割いていた。また，患者が入院した時点ですでに存在した感染症を記録するため，医師やコーダー（coder：病名コードをつける職員）と作業する時間が長くなったと約 50％が回答した。来院以前に起きた感染症で損をしてなるものか！

実を言えば，CMS がこれらの診療報酬額を決定する方法，特に，医師の記載に基づく「請求」データ（時に「経営」データとも呼ばれる）の作成には，いくつかの重大な懸念

> **Box 2.1**
>
> 著者らとアナーバー退役軍人ヘルスケアシステムおよびミシガン大学の同僚が開発した"CAUTI Cost Calculator"のウェブサイト www.catheterout.org にアクセスすると，CAUTI により各施設にかかる現在の費用を試算することができる。また，この計算システムを使って，膀胱留置カテーテルの使用を減らす介入を行った場合のコストを見積もることもできる。

がある。コーダーが課金データを入力する際に尿路感染をカテーテル関連か院内獲得か区別するために必要な情報が医師の記載に含まれていることは稀である。それゆえ CAUTI に対する請求の割合は，疫学研究やサーベイランスデータが示唆する値に比べてきわめて低い。CMS が HAI に対するペナルティを課する場合も，公に報告された医療関連合併症発生で病院を比較する場合も，請求データを利用するのは妥当ではないと我々は考えている。請求データで合併症発生率が高い病院は，単にその状況をしっかりと記録しているだけかもしれないし，易感染性の患者が多いのかもしれない。幸いにも，連邦政府が最近この問題に関する決定を下した。2014 年 10 月 1 日より，特に CLABSI および CAUTI 発生率について，質の指標とスコアリング法が修正されたのだ。CMS は診療報酬を決定する際，請求データではなく全米医療安全ネットワーク（National Healthcare Safety Network：NHSN）のデータベースを参照することになる。また，CMS システムは現在，患者年齢，性別，併存疾患を考慮に入れていることから，より重症の患者を診療する病院が不当な扱いを受けることはなくなった。こうした変化は，正しい方向への軌道修正をあらわしている。

CMS はまた，病院経営者に質改善への取り組みを促すため，別の経済的動機づけも用意した。合併症予防の達成度が全体の下位 25％に入る病院は，2015 会計年度（2014 年 10 月 1 日より開始）からメディケア総支払い額の 1％相当の罰金を課せられるのだ。合併症は，何らかの HAI，末期状態の褥瘡から，外科手術後の体内異物遺残まで多岐にわたる。また，合併症予防の達成度が全体の上位 25％に入る病院に対して，CMS は 2015 会計年度から，報酬額の 1％相当が報奨として与えられることになる。

経済的問題は，病院が感染予防プログラムを開始するか否かを決める際に立ちはだかるが，それが決定要因になってはならない。最終決定を下す役割は，施設の本質的な文化が担う。病院は，質の高い患者ケアを中核的使命として，これに全力を傾けているか。患者へのそうした配慮が，病院幹部の決断を大きく左右するか。

我々は研究の過程で，こうした条件を満たしている大規模な公的病院があることを知った。患者の大多数が貧困層であることが患者中心のアプローチを育んでいるように見受けられた。
　「ここにはホームレスの一団もやって来ますから，本当に過酷なところです」。主任スタッフが言った。「でも，産科だろうと精神科だろうと小児科だろうと，誰もがここにいたがります。患者の人生をよくできるチャンスがありますから」。
　ここで働くスタッフは「あまり態度がよくない人に対しても，できる限り親切でなくてはなりません。それができる特別な人しかここでは働けないのです。だからうまくいっているんじゃないでしょうか」と，この病院のクオリティ・マネジャーが付け加えた。
　この病院を成功に導くもう一つの重要な要因はCEOであることをスタッフが教えてくれた。なぜならこのCEOは，入院病棟で何が起こっているかを熟知した看護師であり，患者を中心に据えた協働的なマネジメント・スタイルを採用しているからだという。何人かが，病院の文化を「合議制」そして「平等主義」と表現していた。看護師は診療に関する全委員会で委員を務め，他のあらゆる委員会には医師が委員として加わっていた。主任スタッフは，医師，看護師を含む全員が参加しているクリティカル・ケア委員会の仕組みについて説明してくれた。何かを始めるには全体の承認が必要で，「終末期に関する議論のように，全員の合意の下で決定がなされています」とのことであった。
　この病院は，PICC専門看護師がCLABSI予防プログラムを手がけたのと同じ施設である。重要なのは誰が思いついたかではなく，患者ケアを改善する手段としての正当性なのだ。
　この病院の疫学者に自施設の文化について尋ねたところ，「優秀であろうとする努力，というのが適切な答えでしょうね」という返事であった。これはまた，以降の章で定期的に登場するモデル病院を適切に表現した言葉でもあるともいえる。我々が創造した架空の250床の中規模施設は，多数の感染予防のベストプラクティスを実行するための枠組みを示す役割を果たすことになるだろう。
　確かに，どのような課題であっても，そのときの状況や病院とそのスタッフに応じた，あらゆる可能性を秘めた解決策がある。我々は，他章で数多くのそうした解決策を提示するが，感染予防の取り組みを成功に導くための，首尾一貫した段階的な図式をも提供したいと考えている。まずは取り組み実行の決定から始めよう。

## ● CEO が決定を下す

　モデル病院では，こうした決断を上層部が下してきた。CEO は CMS からの金銭的圧力と感染予防の必要性を気にかけ，医療職の幹部らに助言を求めた。一同は CAUTI，VAP，CLABSI の予防を含む小規模な取り組みを行うことで同意した。

　次の問題は，幹部のうち，誰が個々の取り組みを監督するのか，である。プロジェクトの監督者には，余分な責任を引き受ける意志と能力が求められる。多くの時間を割く必要はないかもしれないが，開始に当たっての打ち合わせや絶え間ない報告書に目を通す時間は必要だろう。プロジェクトマネジャーは作業リーダーでもあらねばならない。そして，下位のスタッフで解決できない議論や問題が生じれば呼び出されることになる。

　モデル病院では，CEO と医療職の最高責任者（医療最高責任者ないしは医療業務担当副院長とも言われる）が集中治療部門の部長に話し合いを求めた。二人は，病院の 2 カ所の ICU（内科と外科）に的をしぼった VAP と CLABSI への取り組みの総監督となるよう，部長を説得した。部長は，介入によって業務上いくつか大きな変更が必要になることにより部門の予算が切迫すると指摘したが，最後にはこの余分な仕事を引き受けることに同意した。いずれにしても，部長はそれぞれの ICU を管理する看護師や医師にプログラムの運用を任せたいと考えていた。

　CAUTI の取り組みは，臨床看護業務の変更に焦点をあてたものだったため，CEO は，これを看護部最高責任者（chief nursing exective：CNE）に引き渡した。副官である看護部長とともに，CNE が支援者候補の一覧を調べたところ，質管理部長と感染予防担当者の名前があった。質管理部長は学究肌で，病棟の問題とは距離があり過ぎるように思われた。感染予防担当者は，医師・看護師両者からあつく信頼されているとはいえ，臨床での看護業務経験はまったくない。現場の看護師からの賛同を得るためには，実際の現場体験がある人間が必要なことは充分承知していた。CNE は最終的に副官の看護部長をプロジェクトの総監督となるよう説得し，承諾を得たのだった。

　総監督としての役割を果たす中で，CAUTI の取り組みには病院幹部からの支援があるとはいえ，多くの懸案事項，つまりより優先度の高い課題や難問があることを看護部長は理解していた。介入を進めるなかで，例えばポータブル残尿測定器のような新しい製品を購入したり，膀胱留置カテーテルの新しい取り扱い方法を看護師が学ぶ際の超過勤務手当を支払ったりするために，追加の資金援助を獲得すべく戦わなければならない場合があることも理解していた。看護師たちは，CAUTI バンドル（科学的根拠に基づいた，すべきこととすべきではないことをセット化した対策）に盛り込

まれた行動チェックリストに従うことになる。(Box 2.2)

　総監督は，病院がいつも通りに動けば，かなりのスタッフが介入に反発することに気がついた。質改善の歴史は，新しい取り組みにより恥ずかしいミスを減らせることがわかるまで，自分の流儀にこり固まり術前タイムアウトのような変化を冷笑していた人々の物語であふれている。今や標準的ケアとなったタイムアウトでは，患者や手術に参加する医療者の氏名をはじめとして術式名・手術部位に至るまで，術式に関わるすべてを声に出して確認しなければならない。

　さらに最近では，有効性が証明されているにもかかわらず，相当数のスタッフが手指衛生のルールを遵守しないということを多くの病院が経験している。なかには，スタッフがどのくらいルールを遵守しているか調査するため，高度な技術的支援を導入した病院もある。ある病院では，集中治療室に入室する前に手を洗っているか，ビデオカメラで記録している。また別の病院では，職員が手を洗わずに患者のベッドに近づくと，身につけているバッジが振動するようになっている。頑固な職員は装置を出し抜くため，腰の高さのモニターの下に身をかがめた状態でシンクの水を流し，手を洗わずにバッジの反応を回避しようとした[4]。

　モデル病院で，総監督は幸運にも新しいカテーテルの手順を自らスタッフに押しつけなくてもよいことに気づいた。それはプロジェクトマネジャーとそのチームの任務であり，チームには推進役の看護師および医師がいる。総監督はプロジェクトマネジャーを任命しなければならないが，決まってしまえばその人物がチームを作ってくれるだろう。

　総監督の心中には，候補者がひとりいた。モデル病棟をひとつにまとめた，経験豊

---

**Box 2.2　CAUTI予防のための「ABCDE」勧告**（Saintら[3]より改変）

- 無菌的なカテーテル（**A**septic catheter）挿入と適切な管理が何よりも重要。
- 残尿測定器（**B**ladder ultrasound）でカテーテル留置を回避。
- 患者により，コンドームカテーテル（**C**ondom catheter）や間歇的導尿のような膀胱留置カテーテルの代替策を考慮。
- 必要がなければ膀胱留置カテーテルは使用禁止（**D**o not use）！
- リマインダーまたは看護師主導の抜去プロトコールを用いて，不必要なカテーテルを早々に抜去（**E**arly removal）。

かな師長である。必要なときには自己主張し，どのボタンを押すべきか知っている。対人関係における技量も充分で，患者ケア改善には忍耐強く，粘り強く熱心で，これまでいくつかの質改善の取り組みを管理する過程で，多くの看護師や医師とも良好な関係を築いてきた。総監督は当人と話す前にCNEと話し合い，賛同を得ていた。

　以降の章におけるモデル病院の解説では，ベストプラクティスの例としてCAUTI予防に主眼を置くことになるが，VAPおよびCLABSIの取り組みにおける課題についても議論したい。我々の目的は一貫して質改善の取り組みの受け入れと実行を支援するために，実地試験を経た知見を提供することである。

第3章
# 介入の種類

科学における最大の悲劇とは，美しい仮説が醜い事実によって抹殺されることである。

トーマス・ヘンリー・ハクスリー

　病院なるものが存在するはるか前から，自己治療の過程で引き起こされる医療関連感染（HAI）は存在した。例えば，尿失禁やそれに類した状況に対応するために膀胱留置カテーテルのような器具を使用することで，尿路感染症が発生した。本章の中心は感染予防の基本であり，現在のベストプラクティスであり，また，質改善の介入における技術的側面（適応という人間的側面の対極にあるもの）を代表するカテーテルのような人体に留置する医療器具である。だが，まずは少しだけ背景を紹介しよう。というのも膀胱留置カテーテルにはよく知られた逸話が残されているからだ。

　古代中国人はタマネギの茎を，古代エジプト人やギリシア人は木製あるいは金属の管を，尿道から膀胱へと通した。ベンジャミン・フランクリン（Benjamin Franklin）は，膀胱結石を患っていた兄ジョンの苦痛を和らげるべく，1752年に軟性カテーテルを発明したが，それからしばらく後に，彼自身も同じ問題のためにこれを使用したという。1930年代，カテーテルが体内から滑り出ないよう，先端に水で膨らませる小さなバルーンのついたカテーテルを発明した泌尿器科医のひとりが，フレデリック・ユージン・バジル・フォーリー（Frederic Eugene Basil Foley）医師である。体内留置バルーンカテーテルは広く普及し，この医療器具にはフォーリー医師の名が永遠に冠されることになった。

## ● 病院と疾病の細菌説

　尿閉や失禁に苦しみ，泌尿生殖器手術から回復しつつある何百万もの人々にとって，カテーテルは天からの贈り物だといえる。しかし，体内に挿入される異物である以上，中心静脈カテーテルや人工呼吸器に接続された気管チューブと同様に，膀胱留置カテーテルも体内に危険な細菌を招き入れる。本書の主題は，こうした器具が原因

となって引き起こされる感染症を予防するための活動であるが，それは病院における，より大規模で長期的な感染予防活動の一部にすぎない。

この活動における画期的な出来事は，1840年代にウィーンの医師イグナーツ・ゼンメルワイス（Ignaz Semmelweis）が，分娩室で産褥熱が急増した原因を突き止めたことである。分娩介助に入る医学生は，解剖を行っていた部屋から，適切な手洗いをすることなく，直接分娩室に入っていた。ところが，さらし粉の溶液で手を洗い始めたところ，産科病棟での死亡率が500%も急落したのだ！ ゼンメルワイスはその発見を広めようとしたが，笑い者にされ地位を奪われた。彼は別の病院でも自分の発見が正しいことを証明したが，当時の医療界の権力者はまたしてもゼンメルワイスの考えを否定した。その後，ゼンメルワイスは精神的に不安定となり，精神病院で47歳の生涯を閉じた。

過去を振り返れば，このように単純で裏付けのある変化に対してさえ，医療界が示した抵抗には驚きを禁じ得ない。だが我々は，それから150年以上が過ぎた現代でも，定期的に手を洗うよう病院職員を説得するのに苦心している。大々的な国際的キャンペーンにもかかわらず，平均的な手指衛生遵守率は40%程度でしかない[1]。

ゼンメルワイスの時代，病気は，有機物が腐敗して生じた，瘴気という臭気と有毒な蒸気によって広がると広く信じられていた。例えばコレラは悪い空気を吸い込んだり，汚染した水を飲んだりして起こると考えられていた。19世紀フランスの化学者ルイ・パスツール（Louis Pasteur）が登場し，この考えが誤りであることを証明した。

当時，ワインやビール，食酢の製造工程は，酵母を副産物として生み出す，単純な化学反応であると考えられていた。パスツールは，実際に微生物（この場合は酵母）が発酵に関与していることを証明し，時に牛乳を腐らせたり，アルコールの製造量を減らしたりして，発酵の過程を台無しにする細菌を同定することにも成功した。彼はさらに，こうした有害な細菌を加熱によって殺滅できることも明らかにしたが，これがパスツリゼーション（低温殺菌）と呼ばれる手順である。

細菌が発酵を引き起こすならば，同様に感染症の原因にもなりうるのではないかとパスツールは考えた。最終的に，彼は疾病の「細菌説」を立証することになる。この説では，ウイルスや細菌のような肉眼では見えない病原体が，宿主となる人間や動物に侵入して感染症を引き起こすと説明される。細菌説を受け入れたことによって医療のプラクティスは永遠の変貌を遂げ，この学説が実験室に持ち込まれたことで，医師は科学による認証を受けた存在となった。細菌説は，今なお近代医学そして医学研究の根底をなす大前提なのである。

1860年代，グラスゴーの外科医ジョゼフ・リスター（Joseph Lister）は，加熱，濾

過または化学物質への曝露が，壊疽の原因となる細菌の殺滅に有効かもしれないとするパスツールの論文をきわめて興味深く読んだ。リスターはこの仮説を検証するため，外科用器具と切創に石炭酸を噴霧し，術後壊疽を大幅に減らすことに成功した。

## ● 感染対策の歴史

　細菌説が広く受け入れられるにつれ，病院は感染症の伝播防止のために，以前にも増して隔離予防策を活用するようになり，全般的な衛生状態も改善したが，病院が感染の温床であることに変わりはなかった。1950年代には，感染予防を専門とする感染症医や微生物学者が登場し，感染管理プログラムを展開する病院も散見されるようになった。当初，公衆衛生機関は何の手立ても講じることはなく，明らかに病院が自力で改善できると考えていたわけだが，1965年に米国疾病対策センター（CDC）が包括的病院感染プロジェクト（Comprehensive Hospital Infections Project）を開始し，感染予防に大きく貢献した。米国の8つの市中病院が，HAIの疫学調査と感染防止技術の開発のため，CDCによる研究の舞台に選ばれた。全米院内感染サーベイランス（National Nosocomial Infections Surveillance：NNIS）システムは，病院感染サーベイランスデータを定期的に収集し，ナショナルデータベースを構築する目的で1970年に創立された。2005年，CDCはNNISを全米医療従事者サーベイランスシステム（National Surveillance System for Healthcare Workers）に統合することを決めたが，ここにはCDCが医療の質推進部門（Division of Healthcare Quality Promotion：DHQP）のもとで別個に管理していた透析サーベイランス・ネットワーク（Dialysis Surveillance Network）も統合されることになった。こうして，HAIを追跡する包括的なシステム，全米医療安全ネットワーク（NHSN）が誕生した。300病院から始まったネットワークは，現在11,000を超える医療機関からの感染情報を取りまとめている。

　感染管理が病院において牽引力を持つようになると，看護師，微生物検査技師，感染症医を含む医療スタッフにとって，潜在的な新しいキャリアパスとなり，それが感染管理のムーブメントに新たな勢いを与えることになった。1972年，専門学会「米国感染管理疫学専門家協会（Association for Professionals in Infection Control and Epidemiology：APIC）」の前身であるAssociation of Practitioners in Infection Controlが創立され，さらに専門分化した学会がこれに続いた。これらの学会は，トレーニングを受けた専門家が米国の病院で効果的に感染症を防ぐために必要な，推進力を提供した。

　こうした進展が見られるにもかかわらず，CDCはHAI予防の現状に満足していな

かった。そのため、「院内感染管理の効果に関する研究（Study on the Effectiveness of Nosocomial Infection Control）」、あるいは SENIC プロジェクトとして現在知られている国家規模の研究を 1974 年より開始した。この研究から、感染症サーベイランスおよび管理システムを有していたのは調査対象の 338 病院の約半数に過ぎなかったが、そのような機能を有する病院での HAI の発生率は顕著に低いことが明らかになった。この結果を受けて、1976 年に医療機関認承合同委員会（Joint Commission on Accreditation of Hospitals：JCAHO）は、認承更新の条件として、CDC が推奨する感染予防プログラムの運営を要求することになった。

だが 1999 年に米国医学研究所（Institute of Medicine）が分水嶺となった研究 "To Err Is Human"（邦題『人は誰でも間違える―より安全な医療システムを目指して』、日本評論社刊）を出版した時点では、HAI はまだ脇役に過ぎなかった。本書は各地でメディアをにぎわせ、患者安全を公的な課題にまで引き上げたが、HAI には 5 段落（しかも本文ではなく巻末資料の中で）しか筆が割かれていない。しかしながら、感染予防のリーダー達は、医療安全の機運の高まりに乗じて、HAI の甚大かつ有害な影響について大衆に注意喚起することができた。そうした努力の結果、病院に対し、感染率を公的に報告する義務を課す州法が可決された。医療上のエラーを公開すれば、病院の感染予防がさらに加速するだろうという理屈である。

これ以降、HAI は、患者安全を強化しようとする国家的・国際的なムーブメントの主要な構成要素となった。今や公的医療保険（CMS）が補償しない病名の約 3 分の 1 が HAI である。そして、米国医療の質改善研究所（IHI）の "100,000 Lives Campaign（10 万人の命を救おうキャンペーン）" における取り組みの約半数は、感染予防に関連している。

感染予防のムーブメントは、公衆衛生コミュニティ内部で成熟した。そして感染予防の技術的側面に関する我々の理解が大きな進歩を遂げたということは、後述のカテーテル関連尿路感染（CAUTI）、中心ライン関連血流感染（CLABSI）、人工呼吸器関連肺炎（VAP）予防バンドルに関する解説を読めば明白になるはずだ。より大きな挑戦、すなわち感染予防の取り組みに対し、医療従事者の積極的な支持を勝ち取るという、適応に関する挑戦については、次章に詳述した。

## ● カテーテル関連尿路感染（CAUTI）

膀胱留置カテーテルの人気は大したものだ。世界で年間 1 億本以上のカテーテルが使用され、このうち 4 分の 1 以上を米国の病院で使用している。カテーテルは、医療

スタッフや一部の患者にとってはなかなか便利なものだ。膀胱留置カテーテルを使用すれば，患者はトイレに行かずにすむし，時折採尿バッグを空にすればいいだけなのだから。

しかしながら，カテーテルは，万人に人気があるというわけでもない。ある研究[2]では，カテーテルを挿入された患者の42％が不快感を，48％は痛みを訴え，61％は日常活動動作（ADL）が制限されたと答えている。カテーテルは1点固定の拘束具として機能し，患者をベッドにしばりつけ，静脈血栓塞栓症や褥瘡のような合併症を誘発する。また，抜去の際にカテーテルのバルーンが十分にしぼんでいなければ，尿道に重大な損傷を起こしかねない。カテーテル抜去後に正常に排泄できなければ，カテーテルの使用により退院が延期することも起こり得る。

だが，カテーテルの最大の問題は，病院関連尿路感染症の約70％を引き起こす点である。CAUTIは，最も発生頻度が高いHAIのひとつである。カテーテルの留置期間が長くなるほど，日常的な管理や器具の操作の際に細菌が採尿バッグから逆行する可能性が高まる。

前章で紹介したモデル病院では，CAUTI予防のための取り組みはいわゆる「CAUTIバンドル」として行われており，これはベストプラクティス，器具，手順の組み合わせから構成されている。行動科学者の研究によると，感染管理プログラムは，ひとつかふたつではなく複数の介入策に着目した方が，成功率が高くなるという。それは何も複数介入を行うか行わないかの二者択一をすべきということではない。焦点を絞った介入を行う方が，何も行わないよりましである。

CAUTIバンドルの基本的メッセージは，「本当に必要でなければ，カテーテルは挿入しない。挿入するなら，定期的に適応を再評価して，不要になったら速やかに抜去する」というものだ。

モデル病院のバンドルには，以下が含まれている。

- 手指衛生：石鹸と流水またはアルコール性手指消毒薬の使用。
- 細菌の侵入を防ぐため接合部があらかじめ閉鎖されたカテーテルと，無菌的挿入およびカテーテルの適切な管理に必要な物品一式が入っている標準化されたキット製品。
- カテーテルの適切または不適切な使用基準を定めた排尿管理基準。適切な使用としては，急性の尿閉または下部尿路閉塞，重症患者に対して正確な尿量測定が必要な場合や，いくつかの手術に関連した状況が挙げられる。不適切な使用には，尿失禁に対する標準的な看護実践に代わる使用，非重症患者の尿量測定目的，自排尿のあ

る患者の尿検体採取がある。
- カテーテルの挿入，管理，抜去に関する標準的な運用手順。運用には，電子カルテに看護評価テンプレートを追加する必要がある。カテーテルを取り扱う前後で，（ゼンメルワイス式に）適切な手指衛生を実施することも重要である。さらにこの手順では，挿入された個々のカテーテルについて，適応基準をひとつ以上満たしているかを病棟看護師が毎日評価し，テンプレートに記入しなければならない。カテーテルが基準を満たしていない場合，看護師は担当医に報告し，カテーテルの抜去を推奨する。病院のプロトコルでは，カテーテル抜去について医師の了承を得るのがきわめて遅くなるようであれば，看護師には看護基準によりカテーテルを抜去する権限が与えられている。
- カテーテルの代替となるものの一覧。間歇的導尿，男性に対するコンドームカテーテルの使用，ポータブル残尿測定器による尿流出量の評価と管理，差し込み便器やポータブル便器を使用した排泄などが含まれる。

　モデル病院でも，2種類のリマインダーシステムを採用している。ひとつは単純に，医師や病棟看護師に対して，患者にカテーテルが使用されていることと，カテーテルを継続または中止しなければならない適切な理由の一覧を提示するというもの。リマインダー（図3.1）は患者カルテ内にあり，患者の診療情報の一部となる。モデル病院では電子カルテ上の指示を活用しており，担当医に直接電子リマインダーを送信している。通常は病棟が感染防止の取り組みに慣れてきた頃合いに，リマインダーが送信される。研究では，こうしたリマインダーが有効であることが示されている。退役軍人健康管理メディカルセンター（Veterans Health Administration Medical Center）における研究[3]では，コンピュータ管理されたリマインダーによりカテーテルの留置期間を3日短縮でき，それが再挿入率には影響しなかったことが明らかにされた。

　ふたつめのリマインダーは中止指示で，不必要なカテーテルの抜去を病棟の担当看護師に求めるものである。モデル病院では，術後および内科患者にカテーテルを挿入して48時間後に適応がなくなれば，抜去を促す中止指示に移行したいを考えている。いずれのリマインダーでも，有効性が示されている。多数あるCAUTI研究の中には，リマインダーによって感染症が53%減少したという報告[6]もみられる。

## ● 中心ライン関連血流感染（CLABSI）

　1905年，ベルリンの内科医で，偶然にもオットー・フォン・ビスマルクの経理担当

```
                    膀胱留置カテーテルのリマインダー
  日付_____

  この患者は，(日付：_____)から膀胱留置カテーテルを使用しています。
  以下に，1) カテーテルの抜去指示，または 2) カテーテルの留置を継続する理由の
  いずれかを明記してください。

    □ カテーテルを抜去してください。
    □ 患者は下記の理由（当てはまるものを全て選択）でカテーテル留置が必要である
      ため，カテーテルの留置を継続してください。
      □ 急性の尿閉ないし下部尿路閉塞がある。
      □ 重症患者であり，正確な尿量測定が必要である。
      □ 失禁患者であり，仙骨部や会陰部の開放創の治癒を促進する必要がある。
      □ 長期臥床が必要（例：潜在的な胸・腰椎の不安定脊椎症，骨盤骨折のような多
        発外傷）な患者である。
      □ 終末期を快適に過ごしてもらうため。
      □ その他（記載してください）：_____

  (医師署名)_____          (医師番号)_____
```

**図3.1　膀胱留置カテーテルリマインダーの例**（Saint ら[4]，Gould ら[5]より改変）

者の息子であったフリッツ・ブライヒレーダー（Fritz Bleichröder）は，犬を用いた実験をくり返した後，はじめて人間に中心静脈カテーテルを挿入した。その時点で彼は実用性がないと考え，その結果を公表しなかった。だが，数年後に考えを改めてからは，中心静脈カテーテルは現代医療に必要不可欠なものとなった。柔軟なカテーテルは体幹の静脈から挿入されて心臓近くの大静脈まで到達し，栄養素や薬剤，血液の投与に使用され，数週間留置されることもある。

こうした恩恵を与える一方で，細菌が中心ラインの内部や周囲で増殖し，血流に侵入した場合は，危険というレベルに止まらず，致死的となり得る。毎年，CLABSIを発症する20万人以上の患者のうち，12〜25％が死亡している。

20世紀末までに，研究者らはCLABSIを防ぐ効果的な手段を開発していたが，実行に移すまでに時間を要した。2004年，IHIが開始した全国規模の"100,000 Lives Campaign（10万人の命を救おうキャンペーン）"の対象にはCLABSIが含まれていた。結果は素晴らしいものだった。2001〜2009年の間で，集中治療室におけるCLABSI発生

率は58％減少し，相当な人的・経済的利益を計上したのである。2001年と比較すると，2009年のCLABSIによる死亡は6,000人減少し，4億1400万ドルの医療費が削減された[7]。

同じ頃，ミシガン保健・病院協会キーストーンセンター（Keystone Center of the Michigan Health and Hospital Association）は"Keystone ICU Initiative"（キーストーンICUイニシアチブ）を立ち上げ，ミシガン州全体の100以上にのぼるICUでのCLABSI防止に取り組んだ。連邦政府が資金提供し，科学的根拠に基づく介入を行った結果，1,000カテーテル使用日数あたり7.7件であった平均感染率が，18カ月後には1.4件まで劇的に減少した[8]。同様の介入が退役軍人健康管理（Veterans Health Administration）が持つ174のICUにおいても行われ，CLABSI発生率を2006年の1000カテーテル使用日数あたり3.8件から，2009年の1.8件に減少させることに成功した[9]。

しかしながら，こうした成果は感染予防への努力が集中的になされたICUに限定されている。今日，中心ライン挿入患者の70％はICU外におり，ICU外のCLABSI発生率はかなり高い。その結果，多くの病院で，ICU外におけるCLABSIへの取り組みが展開されている。

ICU外で最も活用される中心ラインは，患者の体幹から挿入されて心臓に向かうものではなく，腕から挿入されるタイプのものである。末梢挿入型中心カテーテル（PICC）は，合併症の発生率が通常の中心ラインより低いことが知られており，患者も容易に動き回ることができる。結果，以前と比較してはるかに多くの重症患者がICU外で治療を受け，多くの患者がPICCを挿入したまま退院している。例えば，かつては6週間の抗菌薬治療が必要な患者は，中心ラインを挿入したまま入院していなければならなかったが，今やPICCのおかげでかなり早い時期に帰宅可能だ。

膀胱留置カテーテルと同様に，中心ラインのような医療器具が体内に留置されている期間が長くなるほど，感染のリスクは高まる。その結果，CLABSIバンドルでは可及的早期にカテーテルを抜去することが強調された。モデル病院で実践される科学的根拠に基づくCLABSIバンドルは，次の項目で構成され，チェックリスト（**Box 3.1**）を用いて運用される。

- 手指衛生：石鹸と流水またはアルコール性手指消毒薬を使用する。
- 挿入の際は，マスク，手袋，キャップ，滅菌ガウンと患者の体全体を覆うことができる滅菌ドレープを使用する，高度無菌遮断予防策（マキシマル・バリア・プリコーション）を実施する。
- 適切な皮膚消毒薬：カテーテル挿入の際，クロルヘキシジングルコン酸塩で皮膚を

> **Box 3.1　中心ライン感染予防チェックリスト**
> （Pronovostら[8]作成のものをGawande[10]により改変）
> ☐ 患者に触れる前に，石鹸で手を洗う。
> ☐ 患者の皮膚をクロルヘキシジンで消毒する。
> ☐ 患者の身体全体を滅菌ドレープで覆う。
> ☐ ライン挿入中は，外科用マスク，キャップ，滅菌ガウンと手袋を着用する。
> ☐ ラインが挿入されたら刺入部を滅菌ドレッシングで覆う。

清潔にする。
- 推奨される静脈：可能な場合，大腿静脈は避ける。
- 各中心ラインの必要性を毎日評価し，不要な場合は速やかに抜去する。

　我々のモデル病院では，最高医務責任者が集中治療医でもあり，皮膚消毒にポビドンヨードではなくクロルヘキシジンを使用することが重要だと強調することで取り組みに協力してくれる。ICUの早朝ラウンドでは，中心ラインを含むICU内のすべてのラインの必要性を，定期的に議論し，評価している。

　通常の中心ライン挿入キットには，バンドルで必要とされるすべての無菌バリア用の製品は含まれていない。モデル病院では，スタッフがメーカーと協力し，必要物品がすべて入った中心ラインキットを新たに開発した。変更後のキットでは，従来のポビドンヨードがクロルヘキシジンに変更され，小さな患者ドレープは，中心ライン挿入時に最大限の無菌バリアを保証する大きなサイズのものへと変わった。

　同様の取り組みを行った病院の感染予防担当者は，その効果について，我々にこう語ってくれた。「『クロルヘキシジンではなくポビドンヨードを』と言うことは次第に難しくなっています。なぜなら，クロルヘキシジンしか採用していないからです。大きな病院ですし，ポビドンヨードをこっそり隠し持つ人もいますが，それも年々難しくなっています」。

　モデル病院では，中心ライン挿入の際にバンドルのガイドラインが守られない時は，病院の規定によって手順を中止する権限が看護師に与えられている。その場合は，看護師と医師の対立を避けることが次の目標になる。

　我々が訪問したある病院では，中心ライン挿入の際にいつもキャップを被らない研修医がいた。挿入の直前になり，ついに師長が紙ばさみとペンを持って医師に近づい

てきた。「先生は，マスクはしていますね。いいですね。じゃあ，キャップを被るつもりでした？」研修医は異議を唱えたが，師長はこう応じた。「私はこの用紙を先生の上司の××先生に言われて記入しているんですけど」「わ，わかりました，キャップをください」と研修医は答えるしかなかった。

## 人工呼吸器関連肺炎（VAP）

　VAPは，48時間以上人工呼吸器を装着した患者の20％に発生する。ICU在室日数は最大1週間まで延長し，入院期間は最大3倍にまで延長する。死亡のリスクは2倍となる。

　現代の人工呼吸器は，先端部にある気管チューブを通して，患者の肺に直接空気を出し入れする点で，間接的に空気を送り込んでいた1928年の原型の呼吸器（いわゆる鉄の肺）とは大きく異なる。当時の患者はたいていが麻痺性ポリオの犠牲者だったが，金属性のチャンバー内に横たわっている間にポンプが空気を吸い出すと，中の気圧が下がって肺が膨らみ，患者が呼吸できるようになっていた。

　今日の人工呼吸器の前身は，第二次世界大戦中に登場したものだ。これは陽圧の空気をフェイスマスクから送り込み，戦闘機のパイロットがかつてない高度で操縦することを可能にした。気管チューブは，ポリオ患者のよりよい治療のため，また，麻酔中の筋弛緩薬使用例が増加した結果として，1950年代から病院で使用されるようになった。筋弛緩薬は手術時の条件を改善したが，患者に麻痺を生じさせるため，人工呼吸管理が必要となった。ICUでは，鎮静が必要な患者や急性呼吸不全に苦しむ患者にも気管チューブが使用されている。

　こうした利点があるにもかかわらず，チューブは肺炎の原因となる細菌の温床へと，いとも簡単に変貌する。患者が咳をして，チューブ内に引っかかった食物の残渣を吸い込んだり，唾液や粘液がチューブの外側に蓄積していたりすると，肺炎が起こりうる。科学的根拠に基づくVAPバンドルの指示に従うことで，肺炎のリスクを最小限に抑えることが可能だ。CAUTIやCLABSIの場合と同様，感染に対する最善の防御は，チューブの迅速な抜去である。モデル病院では，VAPバンドルの指示が患者の電子カルテおよび紙カルテ上に転載されている。

■1日1回鎮静薬の投与を中止する「鎮静の中断（sedation vacation）」を行う。これで患者が人工呼吸器から離脱可能な状態か判断できる。ある研究[11]によれば，鎮静の中断により人工呼吸器装着期間が平均2日以上短縮され，ICU入室期間も3.5日

短くなったという。
- 患者ベッドの頭部を 30〜45° 挙上し，誤嚥の可能性を低減する。挙上角度の見極めが問題になる。ある ICU 看護師は，「看護師たちはベッドの頭部を 30°挙上したと思っていましたが，測ると実際には 20°しか上がっていませんでした」と語った。
- 細菌を除去するため，クロルヘキシジンで毎日患者の口腔内を清潔にする。
- 可能な限り速やかに人工呼吸器からの離脱を図る。

手術における筋弛緩薬の使用や他の理由により正常な呼吸ができない患者に対し，今日，気管チューブに代わるものとして非侵襲的陽圧換気療法（noninvasive positive-pressure ventilation：NPPV）の活用が広まっている。人工気道を使用しない換気法への移行は 1980 年代に端を発し，医師は睡眠時無呼吸症候群の患者にネーザルマスクで持続陽圧呼吸療法（continuous positive airway pressure：CPAP）を施行するようになった。10 年後，この方法はうっ血性心不全や術後呼吸不全のような疾患の治療に応用され，以降，多くの基幹病院で第一選択の治療とされている。

NPPV には基本的なふたつのモード，自発呼吸がある患者への持続陽圧換気と，呼吸不全の患者に吸気相陽圧と呼気相陽圧をかける二相性陽圧換気（bilevel positive airway pressure：BiPAP）がある。空気は，フェイスマスク，ネーザルマスクないしは頭部を覆ったヘルメットから入る。

NPPV は，患者にとって気管チューブよりもはるかに快適な選択肢であるだけでなく，チューブに関連した肺炎のリスクも事実上一掃している。

## ● 根拠が見つかりにくいとき

医学界は疾病との戦いをくり広げながら驚くべき進歩を遂げてきたが，それはある部分，NPPV のような先進的な医療器具や新しい皮膚消毒薬の発展に負っている。これらのプラクティスは，我々が長所や短所を見きわめ，予期せぬ問題点を無視したり解決したりしていくなかで，その臨床的有用性を証明せねばならない。時の流れとともに，新たな機器が過去の問題点を是正し，必然的に新製品を生み出しながら，ひとつの世代が次世代に道を譲っていく。

新しい医療器具（我々がここまで述べてきた質改善バンドルに登場する品目がまさにそれだ）は，ある意味，科学的な根拠があったからこそ医療界で受け入れられてきた。そのゴールドスタンダードは当然ながらランダム化比較試験であり，そこでは研究対象が治療群と非治療群にランダムに割りつけられる。これは質改善の取り組みに

とってハードルが高く，しばしば達成不可能な基準だ。ランダム化試験の限界を皮肉まじりに調査した2003年の研究が *British Medical Journal* に掲載され，この問題を提起している。パラシュートの「落下による重症外傷を防ぐ」効果を適切に評価するには，高所からパラシュートなしで飛び降りる無作為割り付けされた一群が必要だと著者らは指摘したのだ。日常の経験からは，落下するならパラシュートがあった方がいいに決まっていると思うだろうが，その根拠はどこにあるのだろうか[12]。

　科学的根拠に基づいた研究により，カテーテルの留置期間が長くなるほど，感染リスクが高くなるという結果が得られている。しかしながら，CAUTIバンドルのランダム化比較試験は，患者に対する適切な管理を差し控えることになるため，実施には困難を伴う。むしろ，CAUTIバンドルは，医療界全体が認めたベストプラクティスであり，多種多様な科学的裏づけのある対策の集合体だともいえる。例えばカテーテルを（「清潔に」ではなく）無菌的に挿入することを求める対策よりも，カテーテルの留置期間に関する対策の方に，より強力な科学的根拠が存在している。

　感染予防バンドルの対策間にみられるこのような科学的根拠の違いは，バンドル同士を比較した場合にもみられる。例えばCLABSIバンドルの科学的根拠は，CAUTIのそれに比べてかなり強力である。こうした根拠の違いが，看護師や医師による感染バンドルの受け入れを左右する。それが，CAUTI予防よりもCLABSI予防の方が病院でより受け入れられているひとつの理由となっている。

　次章では，特定の医療器具と感染予防の技術的な実践から，心理的適応に関する側面へと視点を移す。CAUTIプロジェクトマネジャーがどのようにチーム作りに取り組んだか，そして，チームが対策の実行というきわめて重要な任務に向けて，どのような準備をしたかをモデル病院を例にみていきたい。チームの前に立ちはだかる個人的・組織的な障害を予測し，解決策を見出す能力が，取り組みの命運を決めることになるだろう。

第4章

# チームを編成する

> 思慮深く，気遣いのある少数の市民で世界を変えられることを疑ってはなるまい。今までに起こったことは，まさしくそれに他ならないのだから。
>
> マーガレット・ミード

「外科医は，とても仲間意識が強くてね」，感染予防のリーダーが外科医たちに意見を伝えようとする際に直面しがちな困難について話し合いながら，外科部長は言った。「我々が最初にすることといえば，『部外者は黙ってろ』と言うことですからね。外科医の賛同を得るには，あなたのチームに外科医を入れるのが早道です」。

感染予防の取り組みが成功するためには，やる気に満ちた有能なチームメンバーと，最大限の将来設計が何よりも必要である。プロジェクトマネジャー，推進役の看護師および医師，そしてチームメンバー各自が，取り組みの推進に際して直面しそうな問題について，じっくり考えなければならない。そして，問題に対峙または回避するために外科医をチーム内に囲い込む方法をあらかじめ探る必要がある。

チームの主要な目標は，実際には「人的バンドル」を作ることである。これはカテーテル関連尿路感染予防バンドル（CAUTIバンドル）の技術面に照準を合わせた対策と対をなす，心理適応面に焦点を定めた対策だといえる。変化を起こし，ベストプラクティスを実践しようと奮闘する過程で，人的側面は軽視されがちである。質改善の取り組みを成功に導くには，全員参加，すなわち病院中の看護師と医師から広範囲の協力を得なければならない。そのような協力を得るには，組織的かつ集中的なチームの努力，すなわち「人的バンドル」を実行しなければならない。

モデル病院の新しいプロジェクトマネジャーの初仕事は，チーム作りだった。なぜチームアプローチが必要なのか。なぜ病院の最高経営責任者（CEO）や最高医務責任者から，新しい医療安全の取り組みについて，「本日よりすべての病棟看護師は，病棟で使用中の膀胱留置カテーテルについてシフト終了時にチェックリストに記入して報告し，医師に不必要なカテーテルは抜去するよう要請すること」と記した通知を発信するだけではいけないのか。それではうまくいかないからだ。病院は例年，全医療従事者にインフルエンザワクチンの接種を強制するが，2011〜2012シーズンの接種率の

全国平均は 67％に過ぎなかったことを思い出してほしい[1]。すでに相当な作業負荷がかかっている病棟看護師を説得して業務上の変化を受け入れてもらうには，経営層からの命令では足りないのである。

本章では，250床の中規模モデル病院で，内科病棟を基盤とした介入を行うチームメンバー募集プロセスについて解説する。チームの人員と構成は，施設の規模によって異なる。小規模病院であれば，膀胱留置カテーテルを使用している患者は少ないため，チームはプロジェクトマネジャーと推進役の看護師のみで構成されるだろう。大病院では，業務改善チームがすでに組織されている場合もあり，どのような医療安全の取り組みであっても，速やかに着手できる準備が整っている。また，プロジェクトチームの結成は，対象部門，つまり大多数のカテーテル挿入が行われる場所が，モデル病院のように内科病棟であるのか，それとも手術室や救急部門なのかによっても変わってくる（詳細は後述）。

## ● 推進役の看護師を募る

我々のモデル病院で推進役になりそうな看護師は，病棟看護師長，主任看護師，看護教育担当，あるいは病棟看護師である。推進役は，病院の階級制度に精通していなければならず，自身で解決策を見出せるよう自立心旺盛でなければならない。患者安全への強いコミットメントも必要である。そして，同僚と良好な関係を築いていなくてはならない。看護系幹部または看護部長が推進役となった場合，病棟看護師にとって感染予防の取り組みが，患者の役に立とうとする看護師主体の努力ではなくて，単なる上司の命令のひとつと見なされてしまう危険性がある。プロジェクトの命運を握る病棟看護師にとって，推進役の看護師は推進役の医師よりもはるかにプロジェクトを具現化する存在となるだろう。

実のところ，状況が整えば，病棟看護師は強力な推進役になりうる。我々はそのような実例を知っている。ある病棟看護師は，準備段階での企画会議や介入開始後の月例会議に勤務時間外に出席し，感染予防に対する献身的なその活動が，病院中の同僚の間に「伝播」していった。

推進役候補の看護師は，必ずといっていいほど多忙である。彼女に参加してもらえるように，モデル病院のプロジェクトマネジャーは，まず企画会議と報告会議に出席するための時間を確保し，勤務時間内に他のプロジェクトに伴う責務を遂行できることを保証した。マネジャーは，推進役が感染予防事業の一員であり，プロジェクトが病院上層部および他の職員（そこには合併症の減少をコスト削減と見なし，カテーテ

ルの早期抜去が患者の在院日数を短縮することを理解しているケースマネジャーが含まれる）から，全面的な支援が得られることを明確に示した。感染予防担当者が彼女の味方であるのは，CAUTIバンドルが尿路感染症を減少させるだけでなく，抗菌薬使用も削減するからである。

プロジェクトマネジャーは，推進役候補の看護師に対し，彼女の業績が年度の人事査定や看護部長との面接で高く評価されることを伝える。また，その努力は病院広報誌上や病院の対話集会，スタッフの業績発表会において表彰されることで，公に認められるだろう。とりわけ，マネジャーは，看護師が抱く患者の快適性と安全への思いに訴えかける。元をたどればその思いこそが彼女のキャリアに活力を与えるものであり，介入の原動力でもあるのだ。

## ● 推進役の医師を探す

プロジェクトマネジャーは，病院疫学者，病院総合診療医，感染症専門医，特定の感染予防の対象に関する専門家（この場合は泌尿器科医）の中から推進役候補の医師を選ぶことにした。探しているのは病院の安全文化に誇りをもち，その欠如を憂えている医師だ。病院管理者に一目おかれる存在で，同輩に尊敬される医師の中の医師，そして自分と異なる価値観を持つ人の意見に耳を傾ける忍耐力をもつ人物を探すのだ。医師の中には病院に雇用されていない人も含まれていることが，ボランティア探しを複雑にしている。開業医の場合は，病院との一体感に欠ける一方，権威からも比較的自由である。現在の業務の範疇を超えて，医師やその他の雇用者あるいは非雇用者を説得するのは難題となりやすい。

病院の中には，雇用している医師に賞与を出して，質改善の役割を引き受けさせようとしたところもある。しかし，ある診療科長が語ったように，これは「言ってみれば危うい道のり」である。医師が患者中心の介入に参加することに賃金を払うのは不適切に思われる。むしろ，一時的に医師をある種の責任から解放するか，ある病院で実際に行われたように，「推進役の医師」として，病院長の署名入り認定証と地元レストランの商品券を添えて表彰することには，何も問題はないだろう。

推進役候補の医師との議論で，モデル病院のプロジェクトマネジャーは，一般論として，そして特にこの病院において，感染予防のための行動を起こす必要があると訴えた。プロジェクトのプロトコルは，米国疾病対策センター（CDC）に準拠していることから信頼性が高いことを強調した上で，近隣の施設における感染予防活動の成功例を紹介した。プロジェクトの優先度が高いことは病院管理者も認めており，管理者

ともども，医師がプロジェクトの最高のパートナーであって，障壁ではないと考えていることも告げた。推進役が同僚の医師からの支援を期待できる理由として，例えばリハビリテーション専門医や老年科医にとっては，カテーテル挿入による患者の可動性の低下が，また泌尿器科医にとってカテーテルの挿入や抜去による尿道損傷やその他の傷害が問題になることを挙げた。マネジャーは事あるごとに，推進役としての役割はさほど時間をとらないことも請け合った。例えば，すべての会議に出席する必要はないし，もちろん希望すれば別だが，臨床上の問題とは無関係の予算や人事，データ収集の詳細な運用などに関わる必要はない。医師の責務は，介入の詳細を同僚と共有し，協力を得ることにあるのだから。

　チームメンバーを選択する際，プロジェクトマネジャーは，職位によって人を選ぶことは避けなければならない。残念ながら，職位はその持ち主が課題解決に適切な人物であることを保証しない。良い例がある。医療関連感染（HAI）予防の介入において，感染予防担当者がプロジェクトマネジャーに最適だと思われるかもしれない。確かに，我々はこうした課題にうってつけの感染予防担当者にも出会ったことがあり，彼らはおしなべて医師や看護師など院内の誰とでも懇意で，介入に深い関心があり，プロジェクトを軌道に乗せるためにはどのボタンを押せばよいかを熟知していた。しかし，中にはサーベイランスと感染率に執着し，介入の成功を確実にするための行動変容にはあまり詳しくない人もいる。

　総合診療医も，プロジェクトチームのメンバーあるいはリーダーとしてふさわしいように思われる。このような医師は現在米国だけで30,000人を数え，病院に勤務しながら，看護師や患者との関わり合いを持っている。彼らは，他の医師にくらべてかなり若い傾向にあり，医療に対してもチームを中心としたアプローチを好むことから，看護師ともきわめて良好な関係を築いているかもしれない。だが，年長の医師と関わる際は年齢が障害となり得るため，総合診療医が介入で主導的な役割を担うのが理想的とは言えない場合もある。

　また，プロジェクトマネジャーは，質改善プロジェクトの主導者を指名されやすい特定の人々のプールから選定する傾向があることに注意しなければならない。これらの人々は様々なことに過度に貢献する傾向にあり，必要な時間と労力を，特定の取り組みに充てることができない。

　プロジェクトマネジャーと推進役の看護師および医師の他に，チームには通常データ管理者として，感染予防担当者あるいは質改善部門のメンバーが加わることが一般的だ。データ管理者は，カテーテル挿入の有無，新規または継続使用の理由，医療関連尿路感染の徴候に関するデータを収集し，対象病棟とCDCへ結果を報告する役割

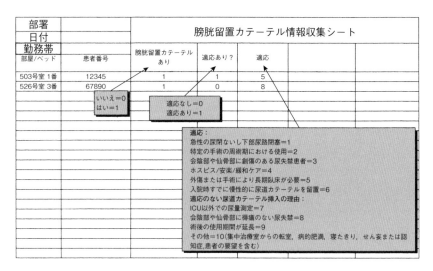

図 4.1 膀胱留置カテーテル情報収集シートの例

を担う部署にフィードバックする（**図 4.1**）。それ以外のチームメンバーは，最初のキャンペーン対象部門を決定した後に選定してもよいだろう。その活動に近い立場の人々を引き込むためである。

上層部の支援者は，職権上のチームメンバーである。2 週間ごとに介入の進捗状況を確認するためプロジェクトマネジャーとともに会議に参加し，時には予告なしで現れる。プロジェクトマネジャーに対し，主要な決定事項については，あらかじめ相談することを望んでいる。支援者がチームに知ってほしいことは，自身が取り組みに対する上層部の継続的な関心を証明する存在であり，チームが課題を自ら解決して成果を出すことに全幅の信頼を置いてはいるものの，必要が生じた時のために傍にいるということだ（**表 4.1**）。

## ● チームはどう動くか

質改善の取り組みは，人生における様々な試みと同様に，「一事成れば万事成る」。感染予防の介入が効果的で施設全体に導入する価値があることを，経営者や幹部らに納得させるには，明確な根拠が必要だ。チームはこのような計画を立てた。

介入は 20 床の病棟を手始めに小規模に始める。そうすればチームは結果を容易に評価でき，実施期間に突発したどんな問題でも速やかに解決できる。プロジェクトマネ

表4.1 チームメンバーの役割と責任の一例（Fakihら[2]より改変）

| 役割あるいは責任 | 考慮すべき人員例と助言 |
|---|---|
| プロジェクトコーディネーター/チームマネジャー | **感染予防担当者，クオリティ・マネジャー，看護師長**<br>チームリーダーを選ぶ際は，別の質改善プロジェクトを成功に導いた経験の有無を考慮する。一般に，リーダーシップスキルと過去の成功経験の方が，肩書きや専門的知識よりも重要である。 |
| 推進役の看護師 | **看護師長，主任看護師，病棟看護師，看護教育担当者**<br>CAUTI予防の取り組みに当たり，推進役の看護師がまだ決まっていなければ，病棟看護師よりは，主任看護師か看護師長を任命することを考慮する。彼らは臨床業務に従事しない時間が長いため，取り組みに協力してもらいやすい。さらに，他の看護師にも影響を与えることができる。<br>CAUTIに対する取り組みでは，看護師の労力が増える（膀胱留置カテーテル挿入のモニタリング，適応の確認，患者の排尿介助に要する時間の増加，データ収集に関わる可能性）ことから，他の看護師の賛同を得るため必要な存在である。 |
| 推進役の医師 | **総合診療医，病院疫学者，感染症専門医，老年科医，救急医，泌尿器科医**<br>推進役の医師は取り組み成功の鍵を握っている。評価が高い人，または他の医師に影響力を持つ人を巻き込むようにする。もし推進役の医師として積極的に関わる気持ちのある医師がいない場合は，周囲から尊敬され，実務はほとんど行わないが取り組みに名前を貸してくれる医師を選択する。 |
| データ収集，モニタリング，報告 | **感染予防担当者，クオリティ・マネジャー，医療安全管理者**<br>CAUTI予防の取り組みでは，責任を持ってCAUTIのアウトカムと膀胱留置カテーテルの使用率に関するデータを収集する人が必要である。これは，現在病院のためにこれらのデータを収集している職員で構わない。 |

ジャーは，かつて質改善の取り組みに協力した実績のある病棟を探す（トラブルは避けるのが賢明だ）が，今現在多数の取り組みに参加しているところは除外する。なるべくカテーテル留置患者が多く，CAUTI発生率が高い病棟を選ぶと，キャンペーンによる改善を最大限印象づけることができるだろう。

各病棟の事情に詳しい看護スタッフの意見を参考に，チームは3ないし4病棟を選択する。次にプロジェクトマネジャーは各病棟で5日間収集する主要データ（カテーテル挿入の有無，最初の挿入理由，留置継続の理由）を収集するための調整を行う。加えて，感染予防担当者から各病棟のCAUTI発生率を入手する。ベースラインとなるこのデータを，取り組み期間およびその後に収集されたデータと比較することにより，うまくいけばキャンペーンを他病棟に拡大するために経営者や幹部らを説得する材料が得られる。また，候補に挙がっている複数の病棟のうち，キャンペーンの最初の対象としてどこが適切か，選択するための判断材料にもなる。

● **最初の会議**

チーム最初の公式会議には，チームメンバー以外に興味のある病院職員が出席するかもしれないため，プロジェクトマネジャーは会議において，より広い視点から介入の展望を示した。HAIは国家的な問題で，当院でも重大な問題になっており，最高経営責任者（CEO）は深刻な懸念を抱いていると彼女は述べた。だがここでプロジェクトマネジャーはギヤを入れ替え，CAUTIにより引き起こされる不必要な苦痛について説明した。カテーテル使用によりCAUTIを発症し，苦痛に耐えなければならなかった実際の患者のこと，そしてカテーテルの使用に伴って起こる非感染性の合併症についても語った。伝えたいメッセージは，「このプロジェクトは単なるお役所仕事でもなければ，学者が思いついた研究プロジェクトでもない。病院と患者のために，きわめて重要な活動だ」ということだ。

会議の席でプロジェクトマネジャーは，CAUTI発生率を低下させるためにこれまでどのような試みがなされてきたか文献を示し，CAUTIバンドルの構成要素を説明するビデオを上映した。推進役の看護師は，現在病院で実際に行われているカテーテル挿入および抜去方法について，出席者からのあらゆる臨床的な質問に答え，膀胱留置カテーテルの各種代替策に関して説明した。次いで，プロジェクトマネジャーがプロジェクトを実行に移すプロセスの各段階を実演しながら，計画案について詳しく解説した。また，夏季休暇期間中には介入を開始しないとの決定も伝えた。そして，最後に意見や質問を求めた。

感染予防担当者が，CAUTIバンドルの詳細を病棟看護師や医師に指導するため，コンピュータを用いた自己学習モジュールの導入を考えているかと尋ねた。以前勤務していた病院で使用したところ，とても効果があったというのだ。そのモジュールはカテーテルとCAUTIの関連を説明し，カテーテルの適切な挿入および管理手順が含まれていた。モジュールの使用を指示されたスタッフは，与えられた期日までに受講し，その後に教材の理解度を評価される。モジュールには，CAUTIバンドルの要求事項を医師に十分に伝えることができないという唯一の欠点があった。プロジェクトマネジャーは，自己学習モジュールは介入を病院全体に拡大した場合，有用となる可能性があると語った。

　プロジェクトマネジャーは，コンピュータを利用した別の相互学習プログラムがあることを知った。米国保健福祉省（U. S. Department of Health and Human Services）が開発したものである。HAI予防にまつわるドラマ仕立てのシナリオを提示し，医療者が「実体験の前に疑似体験する」機会を提供している。問題は，このプログラムがCAUTIとは異なる感染症を取り扱っている点である[3]。

　ある看護指導官は，看護師と医師の関係改善のために開催された会議で，保健福祉省の手法を実際に体験する機会を得た。そこでは，医師が不適切なカテーテル挿入の指示をしたり，看護師が患者のカテーテル抜去の指示を医師に求めたりするという，よくあるシナリオを医師と看護師が交替で演じていた。

　プロジェクトマネジャーは，CAUTIバンドルの構成要素を反映したCAUTI予防の新方針と手順草案を作成していた。会議では，草案のコピーを回覧し，チームメンバーからのフィードバックを求めた。ひとりの看護師が，新しいカテーテル方針について研修を受けた看護師が毎日の回診に参加することを草案に含めてはどうかと提案した。これは活発な議論を呼んだが，ついにはプロジェクトマネジャーが残り時間を理由に打ち切った。草案をプロジェクトの上層部の支援者に提出する際に，その可能性を口頭で説明けするが，上層部がそれを採用する準備は整っていないだろうと慎重な見解を示した。

　次いで，救急部門とICUを含む他病棟にまでキャンペーンを拡大する日のため，病院全体を挙げた支援態勢を作り，院内で介入を推進する計画の概略を語った。計画には，教育用のポスターを人の出入りが多い看護師休憩室やトイレなどに掲示し，「そのカテーテルを早く抜こう！」「カテーテル抜去を」と書かれたちらしを配布すること，病院のウェブサイト上とニュースレターに，HAIに関する解説と，それに対する新しい取り組みについて告知欄を設けること，またキャンペーンからのメッセージは，フェイスブックやツイッターのようなソーシャルネットワークで定期的に発信するこ

となどが含まれた。

　だが，プロジェクトマネジャーが訴える最も重要な推進活動とは，チームメンバーと支援者が，日々，病院スタッフと接する時，すなわち医師であれば同僚との会話，回診やカンファレンスにおいて，看護師であれば朝の引き継ぎや院内研修，1対1の会話の際に行うものである。マネジャーは自身が会議の冒頭で行ったように，感情に訴えかける自分なりのアピールを通して，可能な限りキャンペーンに人間味を与えるよう皆を強く促した。看護師や医師を説得して長年の習慣を改めてもらい，その過程で看護師・医師関係の変化を受け入れてもらう。その全てが難しい注文であることは，プロジェクトマネジャーも認めざるを得ない。だからこそ，チーム全体の説得力が必要だと警告する。そして，そのプロセスはできるだけ早く始めなくてはならない。

　プロジェクトマネジャーは，取り組みの最初の対象として3部署を候補に挙げたことも報告した。この3部署でベースラインとなるデータ収集を開始しており，次回の会議で最終的に対象とする部署を明らかにすることを約束した。

## ● その後

　10日後，2回目の会議の冒頭で，プロジェクトマネジャーは取り組みの最初の対象を西4病棟とする旨を報告した。自発的な看護師と膀胱留置カテーテルという最高の組み合わせを持つ20床の病棟である。推進役の看護師は，西4病棟看護師対象の説明会を準備するために，病棟の看護教育担当者にCAUTIバンドルに関する情報を伝えた。会議の残り時間は，CAUTIバンドルを実行するための下準備，すなわち標準的な運用手順の確認，そして起こり得る問題点の議論に当てられた。西4病棟には間歇的導尿用カテーテルの在庫が充分あるか，ポータブル残尿測定器はあるか，調整を要する他の質改善活動が進行中，または予定されていないか，病棟管理者にチームが注意を払わなければならない個人的な特性やおかしな癖はないか，看護スタッフはプログラムに協力してくれそうか，バンドルの要素は電子カルテシステムに適切に組み込まれているか，などである。

　実行開始は翌週の月曜日を予定していた。日曜日には，日勤と夜勤の看護スタッフが，このイベントのリマインダーとなる文書を受け取った。だが，月曜日の朝にイベント開始を祝う会は行われない。西4病棟にとってこれが最初で最後の質改善プログラムではないし，スタッフには，週末にかけての進捗を確認するといった重要な仕事もあるからだ。

　ただし，上層部の支援者は，介入の重要性を強調するために朝の病棟ミーティング

には姿を現すだろう。推進役の看護師も参加し、実施初期には連日病棟を訪れて師長と顔を合わせ、何人かの看護師と話をしてプロジェクトの進み具合を確認する予定だ。しかし、病棟看護師がプロジェクトで鍵となる役割を理解し、実行しているかどうかを確認するのは師長と主任看護師の役目だ。

少なくとも1日1回、西4病棟の看護師は「カテーテル取り締まり部隊」あるいはカテーテルパトロール（多くの病院でそう呼ばれてきた）になる。患者に膀胱留置カテーテルが挿入されているかいないか、電子カルテ上のカテーテル用テンプレートに記入し、新たに挿入された場合はその理由、あるいは挿入を継続している理由を記載する。カテーテル使用の適正な理由がない場合は、CAUTIバンドルに従って、看護師が医師に報告し、カテーテル抜去を提案しなければならない。理論上はそうなるはずだが、第6章でみるように、理論と実践の間には大きな隔たりがありうる。

西4病棟での介入が成功して、カテーテル使用数が激減し感染率も低下すれば、キャンペーンを他の病棟、そしてゆくゆくは救急部門とICUでも展開する予定だ。これは、病棟にとって大きな挑戦になるだろう。なぜなら、それぞれの病棟には独自の個性、しかも多様な個性があるからだ。しかし、基本的な展開法はどの病棟においても変わることはない。救急部門とICUは、一般病棟とは、また、お互いともかなり異質な環境である。キャンペーンが発展するにつれ、プロジェクトチームの関係者は、必然的に新しい対象部署に合わせて変化していかなければならない。

## ● 救急部門でCAUTIを予防する

救急部門でCAUTI予防の取り組みが成功する鍵は、1名以上の救急医による積極的な参加である[4]。あのようなきわめて多忙かつ予測不可能な環境において、医師と看護師は自らを医療現場の最前線で働く者だと適確に認識している。ある救急部門のナースが言った。「この穴ぐらの中で働き、僕らの見方でここを見るようになると、仲間の誰かに仕事を任せることは、部外者の医師からは伝わらない強い信頼感を表明することなんだ」。医師と看護師は、患者にカテーテルが入っているかということよりも、患者がまだ息をしているかどうかが気がかりなのだ。カテーテルの重要性を救急部門に納得してもらうには、チーム全体の力が必要だ。

救急部門では習慣的に、入院を要するほど重篤な患者には膀胱留置カテーテルを自動的に挿入するし、看護師もそのような患者に歩き回ってほしくはない。患者が病棟に転出できるようになっても、看護師がカテーテルを抜去しようと考えることは稀であるため、病棟で見かける膀胱留置カテーテルの大部分は救急部門からやって来る。

したがって，CAUTIバンドルのプロジェクトマネジャーが救急部門で最初の目標としたのは，医師と看護師を説得して患者に膀胱留置カテーテルの適応があるか確認し，コンドームカテーテルやポータブル残尿測定器と間歇的導尿の併用のように，より安全な代替策の導入を考慮してもらうことだった。次の目標は，患者が病棟に移る前に，カテーテルをしかるべき状況で抜去するよう説得することだ（いくつかの病院では，病棟看護師が再挿入する手間を省くため，好意でカテーテルを挿入したままにしておくのだと救急部門の看護師が話していた）。

　プロジェクトリーダーは，病棟から得られた最新データ，特に病棟の患者に留置されたカテーテルのうち何本が救急部門で挿入され，そのうちの何％が感染に至ったかという数字をチームと共有することで，介入の重要性を明示できる。取り組みへの協力を求めるために，医師の会合を召集することもできる。だが最も効果的なアプローチは，彼自身あるいは推進役の看護師が1日のうちで救急部門を歩き回る時間を作り，介入について思い出してもらい，看護師や医師が今まさに挿入しようとしているカテーテルが本当に必要かどうか，適正使用の基準に合致しているか尋ねることだ。あるいは，車いすで病棟に向かっている患者にカテーテルが挿入されているかどうか，そしてそれがまだ必要かどうかを尋ねてみることだ。ある救急部門のチーフが言った。「時間はかかりました。でも，最終的には言いたいことは伝わりましたし，我々と金輪際会いたくもなかったんでしょう。自分たちの古い習慣が患者にとっておそらく最善ではないことがわかったようです」。

## ● ICUでCAUTIを防止する

　ICUには独自の団結心がある。それはICUが特別な場所，「病院の救命の要」であるという考えに根ざしており，そこで取り組みを成功に導くためにはチームワークが不可欠である。プロジェクトマネジャーは，再び大変な仕事を背負うことになる。救急部門と同様，彼らの基本姿勢はカテーテルを挿入することである。看護師が患者の状態を確認するため機械の迷路の中で一日を過ごし，時折，危機的状況に直面するような部門では，膀胱留置カテーテルはちょっとした単純作業，つまり患者の水分摂取量と排尿量を容易にモニターできる利便性を提供する。もちろん，時間尿量の計測が必要な重症の患者であれば，カテーテルの使用は明らかに望ましいだろう。こうした患者の治療薬と補液量は，尿量に基づいて決められるからだ。だが，多くの重症患者，特に手術室から帰室した患者では，実のところゴールは可及的早期の離床と自力歩行なのであって，カテーテルはそれを遅らせることになる。

救急部門における在室期間は時間単位で測られるが，ICUには通常数日間滞在する。このことは，適正な挿入か否かに関わらず，カテーテル留置が長期化し，抜去すべき状況になる可能性を大幅に高める。プロジェクトマネジャーは，日々のチェックリストに「カテーテル挿入の有無/挿入理由」の項目が追加され，術後指示のセットに「カテーテル中止」が追加されているか確認する必要がある。

　これまでCAUTIバンドルによる介入は，手術室スタッフの行動変容を促すために，十分な時間と労力を費してはいない。手術に6時間程度かかる場合，膀胱留置カテーテルは理にかなった選択肢である。その点において，より短時間の手術手技の場合は疑問の余地があるものの，多くの外科スタッフは自然にかつ強硬にカテーテルを使用している。

　我々は，数時間かかる予定の整形外科手術について話を聞いたことがある。看護師がカテーテルを挿入するための準備をしていたとき，CAUTIバンドルの考え方をよく知っている人が側で見守っており，カテーテルは必要ないと言った。麻酔科医はそれに異議を唱えた。麻酔科医は尿閉の心配をしたくないし，他にも気にかけなければならないことが山ほどあるのでカテーテルの挿入を望んでいた。CAUTIも心配に値する出来事だという見解を，受け入れてはくれなかった。

　次章では，経営層やプロジェクトマネジャー，そしてチームの推進役が担う質改善のリーダーシップの役割について議論する。トピックには，様々なリーダーシップ・アプローチと感情知性の力が含まれる。

# 第5章 リーダーシップとフォロワーシップの重要性

> 私が定義するリーダーシップとは，共通の目的のために人々を集結させる能力と意志，そして信頼を引き起こす個性である。
>
> バーナード・モントゴメリー将軍

例年，米国ヘルスケア・エグゼクティブ協会（American College of Healthcare Executives）は病院の最高経営責任者（CEO）が最も気にかけているものを明らかにするための調査を行っている。2012年の最大の懸念はおなじみの「財政問題」で，数年来首位の座を守り続けている。驚くべきは第2位の「患者の安全と質」で，2009年以来第2位にあった「医療制度改革の実施」に取って代わったのだ[1]。

これは，CEOが質改善のため，例えば医療関連感染（HAI）予防により多くの時間を割くようになったことを意味するのだろうか。2013年の調査結果によればそうではなく，「患者安全」は「政府指令」とともに3位タイに下降し，「財政問題」と「医療制度改革」が第1位と第2位に返り咲いた。残念なことだ。経営層は本書で解説している類の取り組みにおいて，きわめて重要な役割があるというのに。

我々が行った質改善の介入に関する研究では，相当数のトップリーダーがかなりの時間とエネルギーをこうした取り組みの推進に充てていることが明らかになった。ある病院の感染予防担当者は「数名の副院長は……実際に現場に出向いて，スタッフと会話し，取り組みの進行状況を確認しています」と報告している。

その一方で，中心ライン関連血流感染（CLABSI）やカテーテル関連尿路感染（CAUTI）を減少させるプロジェクトを成功裏に完了した病院には，幹部がプロジェクトを承認するということ以上の関与を行わなかったところもある。そこでは，リーダーシップは組織のトップとは別のところ，すなわち各部署の医師や看護師，そしてすべての階層から生じていた。

## ● 非営利組織に特有の事情

驚くべきことだが，大衆向けメディアや学問の世界で，病院におけるリーダーシッ

プに関する記述は少ない。これまでビジネスにおけるリーダーシップのベストプラクティスは，そのまま非営利組織にも適応できるとの想定があった。だが我々の研究はそうではないと示唆しており，その見解はビジネスコンサルタントで作家のジム・コリンズ（Jim Collins）によって支持されている。"*Good to Great and the Social Sectors*"（邦訳『ビジョナリー・カンパニー特別編』，日経BP社）の中で，彼はふたつの世界のゴールを対比させている。「社会セクターでは，『投資した資本に対してどれだけの利益が得られたか』ではなく，『手元の資源に対してどれほど効率的に使命を達成し，社会に際立った影響を与えたか』が決定的に重要である」[2]。

　このような相違が，管理の構造と役割に大きな違いをもたらすことになった。営利企業では，CEOは決定権（もしそれが彼のやり方なら，自身の事案に対する決定権さえも）を有し，組織のヒエラルキーが決定事項を実行に移すと確信している。彼のリーダーシップは取引型をとりやすい。すなわち，従業員の役割は明確に規定され，従業員のやる気は賞罰で駆り立てられる。しかし，大学や慈善団体，病院のような組織では，CEOとその側近たちは独立した様々な権力基盤（終身雇用権を得た教授やボランティア，医師など，人から指示されることが苦手な人々）をうまくあしらわなければならない。その結果，ふたつの異なるリーダーシップのスタイルがあるとコリンズは述べている。一般的に営利的リーダーは，管理的，指示的技能を用いるのに対し，成功を望む社会セクターのリーダーは，コミュニケーションや傾聴，説得といった，立法的スキルを修得せねばならない。こちらのリーダーシップは，取引型ではなく，変革型となりやすく，職員が当面の私利私欲を超えたものを目指すよう奮い立たせる[3]（Box 5.1）。

　例えば，最も成功した病院リーダーは，コリンズが示唆するように，自分自身や損益よりも，施設の患者を中心とした使命への野心を抱いている。医師や看護師など，救命という専門職に個人的利害を持つ職員を効果的に導くには，肩書きは何であれ，リーダーがそのモチベーションを共有しなくてはならない。変革型のリーダーは，フォロワーのニーズと動機に順応し，信頼を勝ち取る方法を模索する。フォロワーの自発的なサポートにより，リーダーは正しい決断と実行に到達するために必要な各人の専門知識と想像力を活用することができるようになる。

　著書の中で，コリンズは非営利医療機関のリーダーとの会合について記載している。多くの社会セクターの会合で見出したように，医療界の人々も組織的な制約を気にしていた。「偉大な病院を築くには，あなたにとって何が必要なのか」と彼が尋ねたところ，政府や，保険会社や，患者に対して延々と続く不満という形で答えが返ってきた。彼は，もし偉大なことを達成したいなら，自分自身の問題に対処するだけのと

> **Box 5.1 取引型リーダーシップと変革型リーダーシップの特徴**
> (Northouse[3]より改変)
>
> ### リーダーシップ研究：取引型と変革型の対比
>
> **取引型**
> - リーダーの所有している何かとフォロワーの望むものを取り引き（または交換）する。
> - 役割と任務を特定する。
> - モチベーションとして賞罰が用いられる。
> - ワンサイズ（様々な場面に対応可能）
>
> **変革型**
> - フォロワーが私利私欲を超えたものを目指すよう奮い立たせる。
> - フォロワーのニーズと動機に順応する。
> - 絶大な信頼を勝ち取るように行動する。
> - リーダーはしばしばカリスマに依存する。

ころから前進するよう助言した。

彼の言う通りだが，病院を束縛するものは，実際には重要で数も増えている。それらが質改善の取り組みに対するリーダーの態度や行動に，ネガティブな影響を与えていることに疑いはない。

病院の合併がこの専門領域を揺さぶっている。合併によりかつてない巨大な医療センターが形成され，単立の病院の存在をおびやかしている。保険会社の合併は，病院の交渉力の多くを失わせた。病院が医師の雇用を増やすほど，大幅に経費はかさむが，往々にしてそれに見合う生産性の向上は伴わない。と同時に，米国医科大学協会（Association of American Medical Colleges）によれば，2015年までに医師不足は63,000人に上るとみられている[4]。電子カルテへの移行は，今後も病院に多大な金銭的負担と，医療従事者に作業負荷を課すことになる。政府の基金は，メディケアの支払い額に伴って減少した。そしてこのリストはまだまだ続く。

我々の研究において，「体制」に行く手を阻まれ，お手上げとなった病院のリーダーに会ったことがある。ある大規模な大学病院の質管理責任者は，理事会での「ダメだよ。研修医に指示を出した日付と時間を記録しろとは言えないだろう」という発言で質改善活動が頓挫したと語った。彼は理事会での決定が，臨床的なニーズよりも，論文執筆や補助金，教育のような学問的な事項を優先させる体質にあることを非難し

て，提言を取り下げた。別のところでは，集中治療室長が上昇中のCLABSI感染率を減少させようとして目新しいアプローチを試みようとしたが，感染予防スタッフに妨害された。彼は問題を追求できずにいたため，なぜその決定に対する異議申し立てを幹部に対して行わなかったのかと尋ねた。「トップがたびたび変わるので，『そこまでする意味はあるのかな』と考えてしまうんです。どうせもう一度初めからやり直すことになってしまうんですから」。

だが，有能なリーダーは，病院のヒエラルキーのどこにいようと，NOとは言わせないことに我々は気づいた。自らの目標を達成する方法を見つけるからだ。例えば最も有能な経営幹部は，体制上の問題が，患者を中心に据えた卓越した医療というコア・ミッションの達成を阻むことを許さない。

リーダーシップにはおびただしい定義がある。ナポレオンは，「リーダーとは希望を取り扱う人である」と述べた。古代中国の哲学者老子はよいリーダーについてこのように言っている。「彼が仕事を終え，目的が達成されたとき，人々は口々に，『自分たちの力でこれをやりとげた』と言うことだろう」。我々は，リーダーシップに関する卓越した研究者であるピーター・G・ノートハウス（Peter G. Northouse）の著書，"Leadership: Theory and Practice"にあるわかりやすい定義が好きだ。「リーダーシップとは，ある個人が集団に対して，共通の目標を達成するよう働きかける過程である」[3]（Box 5.2）。

ノートハウスは，リーダーシップには2種類あり，きわめて重要な相違点があると述べている。一方を「あてがわれたリーダーシップ」と呼び，組織内で個人が置かれた立場に基づく。もう一方は「自然発生的リーダーシップ」で，組織内でどんな立場にあろうと，影響力の大きな個人から生じてくるものである。言い換えるなら，マネジャーだからといって，自動的にリーダーになるのではないということだ。ウォーレン・ベニス（Warren Bennis）とバート・ナナス（Burt Nanus）は著書"Leaders: Strategies for Taking Charge"（邦訳『リーダーシップの王道』，新潮社）で，これを簡潔に「マネジャーは，物事を正しく行なう人であり，リーダーは正しい物事を行なう人である」と表現した。

## ● 病院リーダーの役割

病院幹部と部門長らは，質改善の取り組みにおいて，個人的にリーダーシップの役割を引き受けることができるし，またそうしなくてはならない。会議や，職員を前にしたときに，新しい感染予防プロジェクトが病院の使命を反映するものだと口にする

> **Box 5.2　リーダーシップの重要な特性**（Northouse[3]より改変）
>
> **リーダーシップの重要な特性**
>
> 持続性　　知性　　品位　　自信　　社交性

だけで，施設全体にプロジェクトへの力強い支援を構築することができる。取り組みの報告会に立ち寄って状況を聞くことで，チームの目的意識が高められる。病院全体のニュースレターやオンライン通信上で，プロジェクトの最新の進捗状況を掲載することもできる。質改善の取り組みへの支援の程度を，職員の業績評価に正式に組み入れてもよい。そして，上級管理者は，取り組みを指揮する職員が困難な障害と出くわした際に，援助することも可能だ。「言ってみれば，上級管理職の部屋の扉はいつも開かれているということです」と，ある感染予防担当者が取り組みについて説明しながら言った。「つまり，必要が生じたら，病院の部門長や診療科長，CEOのところまで出向いて，話ができるということです」。

　リーダーが病院に対する自身のビジョンを，見て聞いて伝達しているのなら，大いに賞賛されたおなじみの「現場を巡回するマネジメント」リーダーシップ・アプローチが効果的だ。だが，多くのリーダーは，このアプローチが粗探しの練習に過ぎず，自分達が何でもお見通しで，重要人物であることを誇示する機会と見なしている。我々はそのような部門長に会ったことがある。彼はごくつまらないことに気がつき，それが即座に修正されなければならないと主張する。そして修正されるまでぶらぶらしながら待っていて，スタッフがより緊急性のある問題を後まわしするよう強要するのだ。あるときなど，コーナーの汚れを指摘して，清掃業者を呼んで掃除させるよう指示していた。

　リーダーは，人々に責任をもって結果を出してもらうために強情である必要があるが，件の部門長よりも慎重に状況を見極める必要がある。ほとんどの問題は理屈と妥協案で解決できるが，中には断固とした姿勢が必要な場合もある。一部の医師にありがちだが，完全かつタイムリーな診療記録を記載したがらないのを思い起こしてみればいい。多くの病院では，ベッドを満床にしてくれる相手を敵に回すことを恐れて，医師が規則を曲げるのを許している。とはいえ，病院が例えば外科医のトップに1，2週間の就業停止を課すほどの厳格な態度を見せれば，結果はしばしば有益となる。外科医は，診療記録の方針を守る準備が整った状態で復帰し，他の外科医たちも追随す

るようになる。

　ある大学病院の部門長は，問題を放置しておくよりも，正面から取り扱うのが好みだと，例を挙げて語った。ある診療科長が，部門長によれば「恥ずかしいほど」ひどい評価スコアを受け取った。部門長は診療科長を座らせ，問題行動を直ちに是正するよう警告し，手紙を送った。彼の大学の上司宛てに，状況を書き記したものを。問題はすぐに解決した。

　部門でスタッフが離職した場合，業務のしわ寄せが残ったスタッフに及ぶため，上司は迅速に後任者を採用しなければならないという重圧に直面する。我々がインタビューを行ったある感染予防担当者のリーダーは，2番手で妥協したくなかったので，1年にわたり欠員を埋めようとしなかった。彼はリーダーシップにおける「堅固に雇い，気楽に管理せよ」派の強力な支持者だった。適任者を見つけて，彼は「最高だ」と言った。ドナルド・ラムズフェルド（Donald Rumsfeld）の言うように，「一流の人間は一流を雇う。二流の人間は三流を雇う」のである。

## ● リーダーシップ行動の明確化

　数年前，我々は感染対策の実行に成功したリーダーの主だった特質を明らかにするため，14の病院を対象に研究[5]を行った。38件の電話による綿密なインタビューに引き続き，6病院で48件の現場インタビューを実施した。電話インタビューの相手は，感染予防担当者，病院疫学者，感染症医，および重症集中ケア看護師長であった。現場でのインタビューでは，今挙げた職種に加え，部門長や診療科長と，医学部長および副医学部長，そして質管理者および診療部門の質管理者を主な対象として展開した。以下は，感染予防プロジェクトを成功に導いた人の際立った特質であり，我々が行った，より新しい現地調査とインタビューでも裏づけられたものである（これまで合計46病院を対象に，450件以上のインタビューを実施した）。

■ 卓越した医療という文化の確立や維持にひたむきであり，患者を中心に据えたビジョンをスタッフに伝達することに成功している。医師や看護師が患者安全を最優先にする文化を拠り所としているならば，必然的に感染予防の取り組みをより受け入れやすくなる。研究対象となったある病院では，スタッフが異議を申し立てようとCEOのもとを訪れると，彼女は決まってこう尋ねる。「何が患者さんにとって一番なの」。それで問題が解決する。そこに我々は，スタッフが彼女の哲学を自分のものにしているしるしを見たのである。

- 解決志向で，成功を阻むいかなる障壁をも克服する準備が整っており，かつそれが可能である。先に引き合いに出したような，自分の怠惰を体制のせいにするリーダーと違い，有能なリーダーは答えを見つけ出す。ある病院疫学者は，自分の病院には看護部の幹部らによるリーダーシップが欠けているためCAUTI予防プロジェクトが上手くいかないと報告した。彼は最終的に，看護師長や看護師らとチームを組み，カテーテル使用を減らす取り組みを成功に導いた。「我々は，看護部の幹部とではなく，看護管理者と手を組んだんだよ」と彼は言った。
- ビジョンが明確なだけでなく，スタッフがリーダーとしての役割を引き受けるように導くことで，人々の気持ちを奮い立たせる。我々は，その傑出した例として，ある民間病院の病院疫学者に出会ったことがある。「彼のような人がいるので，やるぞという気持ちになりました」と感染予防担当者が言っていた。感染管理者が「彼はこういう考えの持ち主なんです。患者安全を第一に，政治や組織に気をとられすぎずに，ただ『さあ上手くいくようにしよう』と言うだけです。それだけでやる気が出るんです」。
- 注意深い戦略家として，プロジェクトの基盤を整え，受け入れまでの道のりを舗装するため根回しを行い，権力を行使する。内科部長が我々に語ったように，「大方の病院では……委員会が多いわりには，何かを達成するという点において生産性が低いのではないかと思います。もし委員会で重要な採決を行うことになったら……，採決を行う前に結果を知っておきたいですよ」。別の病院では，感染予防担当者が中心ライン挿入の際に使用する大きなドレープの購入を幹部に却下されたものの，感染対策委員会の承認を受けるところから始めて，その後医師からの支援を獲得した。「医師が運転手なんです。だからいつも医師と手を組むんですよ」と彼は言った。幹部のところに戻り，他の選択肢についても吟味したこと，今後ドレープを使用する医師の後押しがあること，ドレープ使用には科学的根拠あると述べたところで，彼はドレープを導入することができた。

　病院内で質改善の介入を成功に導こうとするどのような階層のリーダーにとっても，新しい行動規範の作成には，ジム・コリンズが言うところの政治力が要求され，それには高い感情知性（emotional intelligence：EQ）も含まれる。
　感情知性あるいは心の知能指数としてIQと類比して知られるEQは，2人の心理学者，ジョン・メイヤー（John Mayer）とピーター・サロベイ（Peter Salovey）が1990年に著した論文[6]により，初めて世間の注目を集めた。2人はこれを「自分自身および他者の気持ちや感情を観察し，これらを区別し，人の思考や行動を導くためにそこか

ら得られた情報を活用する能力」と定義した。著者らは，当時の科学的知見を多数まとめており，そこには脳が感情をコントロールする方法も含まれていた。

リーダーのEQとは，他人に対して生まれつき親しみやすくて好意的かどうかという問題ではない。単に他人の気持ちを察する技法だけでもない（もちろんそれを含んではいるが）。EQは，自分自身と他人の感情についてよく考え，意思決定と問題解決のために，これらの感情を意識的に用いることを要求する。さらに，自身の行動を導く，感情に関するルールを作り上げることを求める。例えば，怒りは恥じらいに取って代わられる，というようなことである。そして，目標を達成するため，自分自身と他人の感情を管理する能力が含まれている。もし，あなたに怒りを向けた同僚が，翌日にはそれを恥じる可能性があることを知っていれば，仲直りして意見を考え直す機会を喜んで受け入れるかもしれないことがわかる。

現在，世界中の何千もの学校が学生にEQを教えており，何千もの企業が職員の雇用や昇進の判断，また業績改善の訓練にEQを応用している。アメリカン・エキスプレスやジョンソン・エンド・ジョンソンのような企業，国防財務会計サービス（Defense Finance Accounting Service）のような政府機関におけるEQのよりよい使用を支援するために，「組織におけるEQに関する研究のためのコンソーシアム（Consortium for Research on Emotional Intelligence in Organizations）」が設立されている。

## ● フォロワーの責任

良好な発達を遂げたEQは，リーダーたちを多くの場面で支援できるが，これまで検討したような，成功を遂げた病院リーダーが備える様々な特性は，ひとつの本質的な到達点を指し示している。すなわち，どんなリーダーにも当然のことながらフォロワーが必要だということである。しかし，1988年にロバート・E・ケリー（Robert E. Kelley）が「ハーバード・ビジネス・レビュー」誌に「フォロワーを称えて」と題する論文を発表するまで，リーダーに関するものと同様の学術研究をフォロワーについても展開しようとする者はいなかった。実際に仕事をやり抜くのはフォロワーであるにもかかわらず，である。

彼の最初の著書である"The Power of Followership"（邦訳『指導力革命』，プレジデント社）は，1992年のベストセラーとなった。フォロワーシップに関する仕事を始めたときのことを，彼はこう記している。「私は孤立したように感じていた。会社役員，研究者，それに飛行機で私の隣に座った人までもが，リーダーシップがメディア

の関心を引き，研究資金を集め，高収入の仕事を増やしているときに，なぜあえてフォロワーシップなどに煩わされるのかと，疑問を呈した。……だがある時点で，私ははじめの一歩を踏み出すことにした」。

ケリーは，フォロワーを5つの主要なタイプに分類した。

- 孤立型：一匹狼で，おそらく能力はあるが高度に皮肉っぽくなる傾向があり，組織に対して健全な懐疑心をもつ。
- 順応型：組織における「イエスマン」で，自立的思考は概して限られている。
- 受け身型：自発性とあらゆる責任感に欠ける。貢献度に比べて，不釣り合いなほど監督を必要とする。
- 実務型：決まったことを実直に遂行する。よい仕事をするが，リスクは負わない。
- 模範的フォロワー：自身と仕事の管理を十分に行い，絶えず自己のスキル向上をはかる。組織とそのビジョンに対し，積極的に関与する。革新的かつ自律的であり，リーダーに質問することを厭わない。

すでにお気づきかもしれないが，模範的フォロワーの特徴は，我々が先に述べた，成功したリーダーの特徴ととてもよく似ている。ケリーが記載したように，「リーダーシップの役割を，フォロワーの役割より上位かつ活動的と見なすのではなく，同等だが異なる活動だと考えることができる」のだ。他の研究者はさらに踏み込んで，フォロワーシップ自体がリーダーシップのひとつの形態であり，リーダーシップの要件として教えられるべき一連の技術だと主張した[7]。

リーダーはそれぞれ直属のフォロワーと共に座し，組織のミッションとビジョンを説明しなければならない。そして，フォロワーの役割が何であるか，その役割がミッションにどう貢献するかを述べる必要がある。会議が終わるまでに，フォロワーは自身のパフォーマンスの評価基準について理解していなくてはならない。フォロワーが可能性を最大限に発揮するために，リーダーは約1カ月間隔で定期的に個別のキャッチアップセッションの予定を組む必要がある。そのようにして，フォロワーは模範的フォロワーになるための支援を受けることができる。

当然ながら病院では，良好なフォロワーシップの特性の一部はすでに発揮されている。どんな病院であっても，ほとんどのスタッフが，病院と患者を中心に据えた病院のビジョンに対するコミットメントを共有している（我々が研究対象とした病院で，人工呼吸器関連肺炎〈VAP〉予防の取り組みの際に，鎮静と離脱プロトコルへの遵守を監視していた臨床薬剤師のことを考えてみればよい。頼まれたわけでもないのに，

彼はチェックリストに頭部挙上をつけ加えた。これがよいフォロワーシップである）。自立的であることや，リーダーに疑問を呈するのを厭わないという特性は，医師と，少なくとも一部の看護師に自然に備わっている。

## ● 集団の力

　しかしながら，病院のリーダーが質改善の介入を開始する時には，気持ちがくじけそうな難題が立ちはだかる。組織全体が新習慣に向けて舵を切るには，従来の習慣を変えるよう十分数のフォロワーを説得しなければならない。その過程における最大の障害物のひとつが，感情に重くのしかかる従来の習慣，古い規範である。リーダーが要求するだけで，フォロワーが進んでその規範を放棄することはない。しかし，新しい方法について一定水準以上の集団の承認を獲得できれば，やり方を変える可能性は高くなる。

　この現象は，我々に生来備わっている。最近の動物研究によって，集団規範の力が証明された。例えば，野生のベルベットモンキーの研究[8]では，青く染めたトウモロコシと，ピンクに染めたトウモロコシの入ったふたつのトレイを隣り合わせにし，4つの集団それぞれに与えた。この色は，雌雄いずれもの関心を引くよう周到に選ばれたもので，ベルベットモンキーの精巣の色に当たる。ふたつの集団では青がピンクよりも苦く味つけされ，残りのふたつの集団ではその逆になっていた。4つの集団のメンバーはどれも，色とは関係なく，より味のよいトウモロコシを選択し，集団としての嗜好を形成した。4カ月後，新しく生まれた子猿が固形物を摂れるくらいに成長してから，トレイが再び元の場所に戻されたが，今回のトウモロコシは青もピンクも苦い味ではなかった。子猿の圧倒的多数が母猿の食べる色のトウモロコシを食べた。しかし，4つの集団から10頭の成長した雄猿が異なる集団へと移動すると，そこでは雄猿が初めに選んだのとは異なる色のトウモロコシが好まれていることがわかり，その色に対して悪いイメージを抱いていても，移動先の集団が好む色のトウモロコシを食べるようになった。集団の規範の力が，個人的な規範を上回ったのだ。

　膀胱留置カテーテル，中心静脈カテーテル，人工呼吸器を取り扱う際の伝統的な姿勢や手順こそが，まさに集団の規範なのであり，本書で考察している質改善の取り組みが乗り越えねばならないものである。それがどのように起こり，革新がどう拡大するかについて傑出した研究を行ったエベレット・M・ロジャーズ（Everett M. Rogers）は，1931年にアイオワ州の農場で生まれ，父親の後を継ぐことを期待されて育った。アイオワ州立大学を訪れたことで彼は気持ちを変え，ついには社会学と統計学の博士

号を取得するに至った。

　1962年，ロジャーズは"*Diffusion of Innovations*"（邦訳『イノベーションの普及』，翔泳社）を発表した。そこには，新しいアイデアが集団や社会システムに受け入れられる過程が説明されている。その過程は集団のわずか2.5％に相当するイノベーターから始まる。新しいアイデアは，その後，初期採用者（13.5％）によって基盤を得て，初期多数派（約3分の1）を獲得するに従って加速し，後期多数派（こちらも約3分の1）を得るに至って勝利を勝ち取る。そして，最後は遅れた人々（ラガード）（16％）を取り込むだけだ[9]。

　時として，ラガードの説得には労力を要する。ロジャーズの子ども時代，父親が，近隣の農場が採用した旱魃に強い新しいトウモロコシの交雑種子を植えないと決めた。その年，アイオワ州は壊滅的な旱魃に襲われ，近隣の農作物は生育したが，ロジャーズ家のトウモロコシは立ち枯れた。翌年，父ロジャーズは交雑種子を植えた。

　ロジャーズによれば，アイデアや革新の普及は「本質的に対人ネットワークを通して起こる過程」である。彼は，アイデアや革新に対する個人の反応を，最初にそれにふれたときから，それについてもっと知りたいと積極的な関心を抱くようになったとき，どれだけ有益あるいは好ましいかを見極めるために試してみると決めたとき，そして最終的に受け入れるまで，様々な段階で追跡調査した。政治集会からテレビ広告に至るまで，あらゆる種類の影響がその過程に力を及ぼすが，カギとなるのは個人が所属する集団メンバーの反応や経験である。

　何かを決断しなければならないとき，我々は家族や友人や隣人など，信頼している人たちから助言をもらう。その人々が特定のブランドの冷蔵庫や車を購入したり，新しい医療保険を契約した場合，我々はその先例に倣う傾向にある。自分に似た人々がよい案内人となるのは，まさに理に適っている。アイデアや革新に対する彼らの反応は，我々と似たものになるだろうが，結局のところ，それが我々を同じ集団や社会組織の一員にしている理由のひとつだからだ。そしていずれにせよ，集団メンバーの大多数がしているのと同じことをするのは，より快適なのだ。

　我々はベルベットモンキーではないし，明らかに遺伝学的にも違う種族だが，一般原則は通用する。リーダーは我々をある方向に導くことができるが，革新に直面したときは，集団の総意に従いがちである。我々は集団を信頼しているのだ。

　質改善の取り組みと同様に，革新が訪れるときにはたいてい，我々は何らかの方法で自分達の生き方を変えることについて強制的に考えさせられることになる。そのようなことに煩わされるのはごめんだ。新しい医療器具やアイデアがなくとも，とてもうまくやっているのだから。

## 第5章　リーダーシップとフォロワーシップの重要性

そこでロジャーズは問いを立てる。もし，大多数が抵抗を示している集団を説得して，新しいアイデアや取り組みを受け入れてもらおうとするなら，最も建設的なアプローチは何だろうか。彼の答えはこうだ。「集団の中で広く尊敬，また信頼され，新しいアイデアや取り組みを支持するメンバーを探し出し，集団全体のことはその人物に任せてしまうというものだ。どんな変化においても，最高のリーダーになってくれるだろう」。アルベルト・シュバイツァー（Albert Schweitzer）も述べているように，「模範は，他人を動かすために最も重要な方法ではなく，唯一の方法である」。

それは，モデル病院で見たような今日の感染予防の取り組みのほとんどが，プロジェクトチームメンバーと病院スタッフ間の対人関係に大きく依存している理由でもある。例えば，推進役の医師が，膀胱留置カテーテルに関する考え方を改めるよう，他の医師を説得するのは自然なことだ。また，推進役の看護師が，カテーテルは感染症の原因になり，速やかに抜去しなければならないと，他の看護師を説得するのも自然だ。推進役は慎重に選択する必要がある。選ばれた推進役の医師が同僚に不人気だったり，多くに知られていない人物であれば，おそらく役割を全うできないだろう。推進役の看護師が温かみと親しみに欠ける性格だった場合，これまでのやり方を変えるよう同僚を奮起させられないだろう。だが，こうした注意事項はさておき，数百もの取り組みから得られた科学的根拠によって，ロジャーズの前提が，病院の臨床的規範を改めるには，最も効率のよいアプローチであることが支持されている。

いずれにしても，病院のリーダーシップには，いかなる取り組みにおいてもなお重要な責任がある。先に示したように，管理部門や臨床部門の幹部は，組織内での自らの権威を利用して，プロジェクトを支援しなければならない。我々の研究からは，管理部門からの支援は大きな助けになるが，リーダーシップの主要な責務は，臨床リーダー，すなわち看護師と医師，双方のリーダーに課せられることが示されている。彼らが取り組みの支援に目に見えて関わっていない場合や，プロジェクトリーダーからの要請に反応しない場合，あるいは院内で敬意を払われていない場合，質改善の取り組みはしばしば低迷する。

我々はまた，リーダーが管理，臨床のいずれであろうと，卓越した文化を創造し，維持している病院では，質改善の取り組みが成功しやすいことも見出した。そうした病院ではプロジェクトの支持者が成長，活躍することを許容し，取り組みを改善の機会として受け入れるからである。

先に言及した，薬剤師が余分なモニタリング業務を引き受けた病院で，様々なリーダーが質改善の取り組みに成果をもたらすことができることを我々は学んだ。プロジェクトの最初の推進力は，最高執行責任者が，高名な米国医療改善研究所（ドナル

ド・バーウィック〈Donald Berwick〉が設立した，世界中の患者安全の取り組みを支援する非営利組織）の基準を病院が取り入れると宣言したところから生まれた。これがきっかけとなり，看護のリーダーシップがVAP予防を検討するようになった。重症集中ケア看護実践委員会（Critical Care Nurse Practice Committee）主導のもと，文献を検索し，焦点を頭部挙上，つまり誤嚥のリスクを低減するために，人工呼吸器管理中の患者の頭部を少なくとも30°挙上しているか確認することに定めた。

重症集中ケアの看護師長が病棟リーダーだったが，研修会を運営し，教育的ポスターを掲示し，取り組みについて同僚に説明した。それと同時に，推進役であるこの看護師長は，自分自身で6カ月間ベッドを監視した。病院の感染管理スタッフは過労気味ながらも協力してくれたが，プロジェクトに積極的に関わってはいなかった。ただし，ある看護師が報告したところによると，熱心なオブザーバーであり，小躍りして喜んでいたそうだ。上層部もやはり，関わりを持たなかった。プロジェクトリーダーは，看護師長と一握りの看護師であり，取り組みによって人工呼吸器管理中の患者における肺炎発生率が大幅に減少した際に賞賛を受けたのは，それらの病棟看護師長と病棟看護師たちだった。

次章では，質改善の介入を実施する際に遭遇する問題に目を向け，ほとんどの問題の原因となる3種類の職員，積極的抵抗者，組織的妨害者，傍観者から成る悪党見本帳をお目にかけよう。そして，それぞれへの対処法を提案してみたい。

# 第6章 共通の問題，現実的な解決

> まず彼らはあなたを無視するだろう。次にあなたを笑うだろう。そしてあなたに戦いを挑むだろう。そして……あなたが勝つのだ。
>
> マハトマ・ガンジー

　看護師長は，カテーテル関連尿路感染予防バンドル（以下，CAUTIバンドル）の熱心な支持者だが，彼女の計画は病院の看護部長に反対されていた。「彼女はとてもエネルギッシュな人で，新しいことに挑戦するのが大好きなの」と看護部長は言った。「彼女は，自宅と同じようにここで毎日新しいケーキを焼くのは無理だってことがわかってないの」。今回，その不運な「ケーキ」になってしまったのが，カテーテル関連尿路感染（CAUTI）予防の取り組みだった。

　医療関連感染予防のプロジェクトに着手する際，解決しておかなければならないふたつの根本的な問題がある。ひとつは実践的かつ技術的なもので，例えば医師のオーダーを新しく開発したり，病棟カートを作り変えたりするなど，病院のような複雑なシステムに一過性に生じる混乱の自然な転帰である。もうひとつの障壁は，より個人的な性質のもので，医師，看護師や管理者が変化を「誤り」あるいは「不都合」ととらえたり，先の看護部長のように権威や現状に対する挑戦と受け止めたりした場合に起こる，好ましくない変化への抵抗である。本章では，両方の問題点について考察し，対応のための最善策を示していきたい。

　我々の関心は，250床のモデル病院の単一の病棟から，病院全体へと移っている。西4病棟でCAUTIバンドルが成功したことを受けて，病院管理者が病院全体で対策を行うと決めたのだ。バンドルの要素と実施方法は変えず，毎日のカテーテル巡回も行う。しかし，介入を拡大することで，多くの新たな課題が生まれる。

　西4病棟が試験的介入の場に選ばれたのは，病棟師長や病棟看護師が，初期の改善努力に対し前向きな姿勢を示したからだ。今やプロジェクトリーダーは，十数もの異なる病棟や部門におけるスタッフからの一連の反応，様々な感情的反応に対応しなくてはならない。と同時に，病院の様々な部門への要求が増加し，購買部門にはコンドームカテーテルや残尿測定器への要望が多数寄せられ，感染対策部門はこれまで取

り扱っていなかったおびただしい量のデータの整理や分析に追われることになる。

　小規模施設では不要だろうが，このような介入においては，多少なりともリーダーシップ構造の変化も要求される。今回も上層部の支援者はプロジェクトマネジャーとともに続投する。西4病棟でマネジャーが学んだ教訓と，行った交渉は，病院全体の展開を調整する上で大きな力となるだろう。推進役の看護師や医師は病院全体の同業種の相談先として新しい役割を担っている。内科の各病棟には推進役の看護師が配置され，救急部と各ICUには推進役の看護師と医師がいる。このようにしてプロジェクトリーダーは，様々な部門の特殊性に応じて介入を調整できると期待している。例えば，失禁のある患者がきわめて多い病棟では，助手の増員に向けた調整を行うようチームを導くことになるだろう。

　どのような質改善の事業も，内在する課題に遭遇しうる。大規模な教育病院は動きが鈍い上にお役所的で，「我々の患者は，他院ならICUにいるほど重症だ」というように自施設が特別だと考える傾向がある。終身雇用権のある教授会メンバーは，昇進への道筋である研究に比べ，質改善の取り組みのような臨床上の問題にはさしたる関心を示さない。

- 人員や資材削減のあおりを受け，どこの臨床スタッフもすでにぎりぎりの状態にある。したがって，救急部門では看護業務に余計な時間がかかるため，膀胱留置カテーテルの代替としての間歇的導尿が認められないかもしれない。
- 現在の組織の方針は，推奨される介入策と相容れないことがある。例えば産科では，硬膜外麻酔を受けるすべての患者に，膀胱留置カテーテルを挿入するよう指示が出されているかもしれない。
- 雇用規定が厳しいため，非協力的な職員や生産性の低い職員を解雇するのが困難である。「ここで働いてたらクビになる心配はないな。ま，4人殺して，死体が3つ発見されたら話は別だけど」と，ある感染予防担当者が皮肉った通りだ。
- どのプロジェクトも，スタッフの時間と資金に関して別の質改善の取り組みと競合しなければならない上に，取り組みの数は増え続けている。
- 医師の中には，電子カルテを含む，あらゆる新技術に抵抗する者がいる。

　これらの障壁をふまえ，共通の障壁と，病院で成功を認めた解決策の一覧を作成した（**表6.1**）。
　スタッフの誤解は，質改善の介入を成功させる際の大きな障害となることがある。例えば，CAUTIバンドルでは，腰椎骨折患者のような長期臥床患者に対して膀胱留

第6章 共通の問題，現実的な解決

表6.1 障壁と解決策

| 介入成功への障壁 | 解決案 |
| --- | --- |
| 看護師の中には，膀胱留置カテーテルの抜去に賛同しない者がいる | ■ 実施前に賛同を得よう。例えば，「この病棟では，誰を説得する必要がありますか」と尋ねてみればよい。その人に計画立案や病棟での教育に参加してもらい，助力を仰ぐ。<br>■ 看護師の不安に耳を傾け，満足感へと導く。 |
| 推進役の看護師不足，あるいは推進役の看護師に関する問題 | ■ 組織で働く推進役の類型を確認する。画一的な戦略は使用しない。例えば，<br>　□ 推進役として看護師研修担当者を採用する。<br>　□ 二人以上の推進役の看護師（すなわち，共同推進役）を確保する。<br>■ 認定証明書，年次評価，ニュースレター，看護部長への通知といった方法により，推進役の看護師を承認する。 |
| 新しい実践に対する医師からの賛同不足，および/あるいは，一般に医師が変化に対して抵抗する | ■ 膀胱留置カテーテルの使用，月ごとの膀胱留置カテーテル使用率，CAUTI発生率のデータを医師に提供する。<br>■ マンツーマン教育（科学的根拠に基づいた，安全指向のもの）を提供する。<br>■ 例えば，部門長のような指導的立場の医師の援助を引き入れる。<br>■ 計画，教育，実施において，自分のチームの医師も含め可能な限り医師を関わらせる。<br>■ 以下を行う推進役の医師を決める。<br>　□ （取り組みに）関わってもらいたい他の医師と会う。<br>　□ 意見の相違があれば，看護師を支援する。<br>　□ 膀胱留置カテーテルを挿入している患者のことを医師がどの程度忘れているか，というような科学的根拠を提示する。 |
| 推進役の医師の不足 | ■ 看護師と医師が良い協同関係にある施設では，新しい実践が看護師主導と考えられる場合は特に，ほとんどの医師が喜んで看護師の勧めに従うだろう。<br>■ 抵抗する医師に打ち勝つための，先の議論も併せて参照のこと。 |

表6.1 つづき

| 介入成功への障壁 | 解決案 |
|---|---|
| 上層部がCAUTIを優先事項だと考えない | ■ 新しい実践には，時間とコストをかけるだけの価値があることを示す論拠を準備し，上層部に提示する。<br>■ 上層部が，毎月のCAUTI発生率とカテーテル使用に関するデータを確実に受け取るようにする。 |
| 一般的なガイダンス | ■ CAUTIが取り組むに値するものだと思っている人をチームに入れる。<br>■ 新しい実践を受け入れたスタッフを際立たせる。<br>■ 体制を知り，関連委員会を通して，実践を変える方法を学ぶ。 |
| 看護師のスケジュールは柔軟性に欠け，教育が難しい | ■ 看護師を研修会に出席させるよりは，むしろ，病棟に教育を持ち込む。配属先で看護師と1対1で対話しながら技能研修を行い，現状評価を行う。<br>■ 例年の技能試験に，CAUTIに関する教育を取り入れる。 |
| 看護師は，医師とカテーテル抜去について話す自信がない | ■ 看護師が抜去を申し出たときにそれを支持する，推進役の医師を探す。<br>■ 看護師が医師と話すよう，看護師長に促してもらう。<br>■ コミュニケーションに関する教育を行う。 |
| 早期の膀胱留置カテーテル抜去に対する，外科医と泌尿器科医の抵抗 | ■ 推進役の医師を，膀胱留置カテーテルの適応と非適応に関する医師の会議に出席させる。<br>■ 医師助手（physician assistant）と協力し，術後1～2日以内に膀胱留置カテーテルを抜去する。<br>■ 外科医および/または泌尿器科医を推進役として採用し，協働して，カテーテルが抜去可能な条件を確立する。 |

置カテーテルの使用を容認している。それを，ベッド上安静が必要な患者には膀胱留置カテーテルを使用すべきだ，という意味に解釈している看護師に出会ったことがある。膀胱留置カテーテルのかわりにコンドームカテーテルを使用するのは外れやすいから問題だと考えている病院もある。質の悪い製品や誤った装着法のせいで，ベッド

シーツや病衣が常に尿もれで汚れるのは、患者にも看護師にも嬉しいことではない。

感染率を下げる努力は、膀胱留置カテーテルや間歇的導尿用カテーテルを挿入する者の訓練や技量が不十分なときにも阻害される。ある看護部長が、看護助手の技能を評価する機会があり、曰く、「マネキンを使ったんだけど、何だか恐ろしい光景だったわ」。正看護師が看護助手の研修を行い、今度はその看護助手が次の看護助手に研修を行う過程で、エラーが積み重なっていく。現在、その病院では、看護助手と看護師がマネキンだけでなく実際の人間を使い、毎年カテーテル挿入の技術を再確認している。

プロジェクトリーダーは、質改善の取り組みに対するスタッフの反応を観察するほか、自身のチームに対しても気を配らなくてはならない。推進役の看護師が臨床現場の看護師を見下すような態度をとるだけで、どんなに慎重に計画されたプロジェクトも台無しになる可能性がある。そして、予期せぬ人的問題を常にスタッフからの抵抗のせいにするチームメンバーにも気をつけなければならない。これは、責任転嫁により自身の失敗から人の注意をそらそうという戦法なのだ。腹立たしいかもしれないが、抵抗を受けることが時としてチーム全体にとってきわめて貴重な機会だと認識することが重要だ。それは修正が必要なプロジェクトの弱点や、CAUTIバンドルの推奨に対して例外規定を要する特殊な状況があることを知らせてくれるからだ。

どのような種類の変革であれ、そのリーダーは、良い逸脱（positive deviance）の力を念頭に置かなければならない。これは、集団ごとに現状の考え方や行動を避ける傾向にある外れ値の人を探し、コミュニティ全体にとって重要な新しい解決策を明らかにするという、問題解決のアプローチである[1]。良い逸脱を用いたアプローチは、1990年代、大勢の子どもが栄養失調に苦しむベトナムの村で初めて応用された。栄養状態のよい子どもがいる、大多数からは逸脱した一握りの家族が調査対象となった。対象となった家族は、他の家族が子どもにはふさわしくないとして与えていなかった、小エビやサツマイモの葉を含む食物を子どもに食べさせていた。集落に対し食事を改めるよう説得すると、村で栄養失調は徐々に減少していった。

逸脱者に対する鑑識眼を持つある病院で、介入の拡大に際して、特別な委員会を設置した。委員会は、こうしたプロジェクトを批判しがちな医師と看護師で構成された。委員会のメンバーは、提案された介入について問題だと思えることを報告するよう促され、プロジェクトリーダーはそれを詳細に記録した。すると、たいていの場合、予想通りの脊髄反射的な不満に加え、本当に不十分な点を明らかにすることができた。さらなる恩恵として、粗探しを得意とする委員会のメンバーはすでに意見をぶちまけてしまっているため、いったん介入が始まると中立的な立場を維持する傾向がある[2]。

このようなプロジェクトで最も重要な要因は、もちろん個々の病院の文化の質であ

る。今は価値を大幅に引き下げられ，本来の意味からは見当もつかないくらい拡大解釈されているが，ポッター・スチュワート（Potter Stewart）判事のポルノグラフィに関する名言を言い換えると，「機能不全に陥った文化は見ればわかる」のである。職員は，協力的というよりは縄張り意識が強く，職場の効率化に寄与するよりは変革に反対し，積極的というよりは従順だ。質改善の介入が，そのような不毛な土地で成功するとは思えない。

　日々の質改善プロジェクトの活動において，リーダーに与えられる最大の課題は，臨床スタッフが新しい目標と実践を受け入れてくれるよう説得することである。我々の見解では，取り組みにおいて大部分の問題を生み出す職員には3つのタイプがある。積極的抵抗者は，介入に公然と反対する。組織的妨害者は，介入の邪魔をする。そして，傍観者は，その怠惰と無関心により介入を徐々に蝕む。以下，感情的なレベルを低下させる順に言及していくが，プロジェクトの支持者へと変化させるのに最も難渋するのは，傍観者である。

## ● 積極的抵抗者

　積極的抵抗者（active resister）に分類される医師や看護師は，自分達の態度について共通する理由を述べる。「壊れていないなら修理するな（If it ain't broke, don't fix it.）」という諺通り，そこには無用の波風を立てるすべてのプロジェクトに対する嫌悪感が含まれている。しかしながら，彼らの抵抗の根底にある理由，その表出のしかた，その行動に対する最善の対応策は，しばしば大きく異なることから，これら2職種は別々にとり上げることとした[3]。

　抵抗者である医師の行動が最も激しく現われるのは，医師と看護師が回診中に病室の外で，またはベッドサイドで，または電話で遭遇したときである。看護師が例えば「ジョーンズ先生，CAUTIバンドルに則ってカテーテルを抜去する必要があると思うんですが」などと言おうものなら，「スミスさん，僕に指図するのは医学部を出てからにしてもらえないかな」とジョーンズ医師は答えるだろう。このような話をしてくれた職員は複数にのぼり，中には，「看護師の分際で私に指図する気か」とか「誰が君に頼んだ」などと言われた者もいる。

　そのような話を聞くと，医師のモチベーションは他の何よりも自尊心で維持されているかのように思えてくる。彼らの判断に異議申し立てが行われたときは，確かに自尊心は一役買っている。医師は伝統的に，自分自身のことを自立していて自己管理能力があり，救命に対する最終責任を負う権威としてとらえるよう訓練されている。だ

から、自身の医療行為が監視されたり、正されたりするものだとは思っていないし、ましてやそれを医師以外の職種が他の病院職員の前で行うべきだとはまったく考えていない。

とはいえ、彼らが質改善の取り組みに抵抗する背後には、他にも様々な理由が存在しうる。患者にカテーテルが挿入されているのを単に知らなかったとか、留置していたことを忘れていたというような別の気まずさがひそんでいることもある。ある研究[4]は、主治医は38％の確率で自分の担当患者が膀胱留置カテーテルを使用していることを失念しており、不適切に使用されているカテーテルほど、適正に使用されているものに比べて見逃されやすいことを示した。多くの不適切なカテーテルが、カテーテルに関連した何らかの合併症が発生するまで、ないしは患者が退院する直前まで留置されたままだった。

一般的に医師、中でもとりわけ外科医は、職業柄、誇大妄想的な傾向があるため、時として介入に反対する。いかなる変化であろうとも、仕事の調子を狂わせ、これまで慎重に育んできた仕事の流儀を脅かし、患者と医師にとって不幸な結果をもたらすに違いないと恐れるのである。研修医は、今教えられたばかりのことから横道にそれるような危険を冒したがらない。

先にも述べたように、医師が質改善の介入に抵抗する別の理由には、彼らが懐疑的だということもある。医師は、新しい理論に反証が出され、「画期的」な新技術が捨て去られてきたのを、数多く目の当たりにしてきた。科学研究における不正行為の報告は、巷にあふれている。そして、介入が求めるすべての変更事項に科学的根拠があり、必要不可欠なものだと思っていないだけだ。第3章で考察した通り、CAUTIバンドルの項目には、厳密なランダム化比較試験よりも常識や観察研究の結果に基づくものが確かに含まれている。医師には、質改善の取り組みを、現実的な医療の実践ではなく、研究だと考える傾向もある。研究プロジェクトはその場限りのもので、気にせずより重要な仕事に取りかかっていればいつの間にか消え去るものだと思っている。

一部の医師と同じく看護師が反対する背景には、カテーテルと尿路感染症は医学的問題のなかで優先順位が低いという思い込みがある。だから疑問に思うのだ。「癌や心臓病と戦っているときに、どうしてこんなつまらないことで悩ませるんだろう」と。質的研究により、インタビューを受けた多くの医師が、特に中心ライン関連血流感染（CLABSI）や人工呼吸器関連肺炎（VAP）と比較して、CAUTIは患者に深刻な危険をもたらすものではないと単純に考えていることが明らかになった。その結果、CAUTI予防は優先事項ではなかった[5]。

ある施設ではCAUTIへの介入を開始するにあたり、プロジェクトに医師を巻き込

むために，医師のオーダーと連動する膀胱留置カテーテルのリマインダーを開発することを病院上層部が決定した。その仕事を任命された職員は，まず施設の一般的なカテーテル指針を調べようとしたが，そのようなものは存在しないことがわかった。カテーテル留置を望む医師は，看護師に口頭指示を与え，わざわざそれを記載はしない。

とある地方の小さな病院では，年配の医師による抵抗が特に問題だった。質改善の部門長は，彼女の病院を「病院の浦島太郎」と表現した。また，医師には「船長の精神構造」があるとも述べた。そして，「ドル箱」外科医がCAUTIバンドルに従うのを拒否すると，「あの先生に非があると誰が思うでしょう？」と付け加えた。

実際に，病院はこれまで伝統的に，患者を呼び込む医師を顧客と見なしてきたのだが，こうした考え方は変わりつつある。今日の主要な病院の多くは，その関係を作り変えているところだ。患者ケアは医師中心から，看護師を完全なるパートナーとした，チーム中心へと移行している。医師は，新しい顧客の長である患者の治療に参画し，その顧客に安全を提供するイノベーションを支援することが求められている。若手の開業医や総合診療医は，年長の開業医よりもそのようなメッセージに耳を傾け，受け入れる傾向にある。

我々のモデル病院では，CAUTIバンドルの科学的な妥当性を疑って無視する医師は，医師ラウンジやスタッフ会議の後で，プロジェクトに携わる推進役の医師に呼び止められることになる。そして，CAUTIバンドル，特にタイムリーなカテーテルの抜去により，感染率が激減したと報告する科学論文を見せられるだろう。さらに，自院のCAUTI発生率がきわめて高いという統計データを，その経済的影響とともに示される。最終的に，推進役の医師は，新しい方策の受け入れには常に何らかのリスクが伴うことを認めながらも，抵抗者である医師に「この変更を受け入れないことによって，先生の患者が被るリスクについてはどうお考えですか」と問いかけることで，異議を唱えるのだ。

モデル病院で病院全体への介入を開始してしばらくは，カテーテル巡回を行う病棟看護師が毎平日，テンプレートおよび紙カルテ上で，患者にカテーテルが留置されていることを挿入理由とともに示した。妥当な挿入理由がなければ，医師に対してカテーテルを抜去する時期であることを伝える。不適切なカテーテルが挿入されている限り，対面あるいは電話で毎日こうした連絡が行われる。そして，常習的な抵抗者である医師に対しても，このやり取りが影響を与えうる。ある病棟看護師は我々に，「先生たちは，しばらくしてから理解するの。我々の話に辟易するし，電話も嫌いだから」と話してくれた。

モデル病院では介入早期に，医師と看護師が徐々に変化に慣れるよう，カテーテル

のリマインダーが，患者診療録や紙および電子カルテの医師記載欄に付けられた。先にも述べたように，この低コストのシステムは，カテーテルについて医師に注意喚起するほか，CAUTIバンドルの基本的な構成要素も含んでいる。リマインダーは効果的ではあるが，ひとつ注意点がある。コンピューターシステムに付加するのが容易なために，リマインドが過剰になる危険性を孕んでいるのだ。病院は，リマインダーを制御下に置くために，優先順位をつける方法を開発しなければならない。

リマインダー導入から1週間後，まだ数名の医師が抵抗している時期に，モデル病院ではカテーテルの挿入から48時間後にデフォルトで中止指示を出すことにより，明確な抜去のタイミングを示すようにした。協力を促進するため，指示には病院長名が目立つように表示されている。中止指示は患者の紙カルテと電子カルテに表示され，期日になるとテンプレートが電子的に警報を発する。非協力的な医師が問題となっている病院の中にはこれら2種類のリマインダーに加え，リマインダー用紙に添付したビニールテープに医師の署名を求めているところもある。署名がバンドルの要求事項に気づいたという意思表示になるわけだ。それすら行わない場合はさらに押しつけがましく，リマインダーのリマインダーたる強硬な文書が届く。

ほとんどとは言わないまでも，多くの病院では，看護師がカテーテルを抜去するにあたり医師の指示が必要とされる。その結果，看護師がCAUTIバンドルの基準に基づいてカテーテルを抜去しなければならないと判断した場合には，数時間かかろうと数日かかろうと，医師を見つけるまで探し続けなければならない。それはあまりにも長い時間であり，あまりにも危険な方針である，と我々は考える。相当な遅れが生じるくらいなら，看護師にカテーテル抜去の権限を与えるべきだろう。

モデル病院のプロジェクトチームは，抵抗する医師に対して敬意と配慮をもって交渉し，協働性に訴えかける。積極的抵抗者も含めた大多数の医師と看護師が，害をなすためにではなく人々を助けるために医療の世界に入ったということを，チームメンバーは絶えずお互いに思い起こさせている。あるプロジェクトマネジャーは，2週間にわたり3種類のポスターを病院の手洗い場に掲示した実験のことをよく思い返す[6]。最初のポスターには手洗いが自分自身を病気から守ると書いてあり，2番目には手洗いが患者を病気から守ると書いてあり，コントロールとして用いた3番目のポスターには一般的なメッセージを載せた。患者を中心に据えたポスターを掲示した場合，それ以外のポスターと比較して，手洗い場での手指消毒薬および石鹸の使用量が33％増加した。

最終的には，一握りの医師がそれでも介入に抵抗して，回診やスタッフ会議で公然と反対を唱える状況となり，モデル病院のプロジェクトチームは上層部の力添えが必

要と判断した。推進役の医師とプロジェクトマネジャーは病院長に訴え，抵抗者に対し，協力を要請する厳しい内容の電子メールを送信するとの同意を取りつけた。これがもし失敗に終わった場合，病院の経営者と臨床の幹部らは，抵抗者に厳しい選択を迫ることになる。抵抗をやめるか，病院を去るか，である。本当に患者が顧客だというのなら，患者安全を優先しない医師を病院が許容し続けるわけにはいかないことに同意したのだ。

　看護師が積極的抵抗者となる理由は医師と同様に現状維持を好むためであるが，その動機はかなり異なっている。抵抗者の多くは，そのキャリアの中で業務負担軽減および尿量測定の簡便な手段としてカテーテルを使用してきたベテランの看護師である。例えば彼らは，頻繁に排尿する患者にカテーテルを使用してきた。ある看護師が言った通りだ。「15分から20分おきに100 ccくらいずつ排尿する女性がいると，絶えずナースコールで呼ばれることになるのよ」。抵抗者は，カテーテルを使用する代わりに歩行可能な患者に頻繁に排尿させたり，差し込み便器を使用することが，手厚いケアが必要な他の患者にかける貴重な時間を奪うことになると主張する。このような年長の看護師の抵抗者は，新人や若い看護師が指導を仰ぐような人々であるため，その影響が事態をさらに悪化させる。

　看護師の抵抗者の中には，CAUTIバンドルの要求事項について，医師に報告しなければならないことが不満の種となっている者もいる。そのような看護師は，カテーテルを使用するかしないか決めるのは医師の仕事であって，看護師の義務ではないと主張する。あるいは，医師に異議を唱えるのは，どのような状況においても無理なことだと思う一群もいる。

　介入にはまた，仕事量が増えるという理由で看護師の反対をかき立てる側面もある。例えば，膀胱留置カテーテルの使用に関するデータ収集は，複雑であり時間がかかる。電子データがない病院だと，紙カルテに目を通さなければならない。カテーテル留置が記載されていない場合には，カテーテル巡回でいちいち患者の布団の下をのぞいて確認しなければならない。患者に尿路感染症が生じているかどうかを判断するのは，時間のかかるプロセスだ。仮に尿培養が陽性だとしても，疾患定義に定められた一連の症状が患者にみられるかどうかによって，診断が確定する場合もあるし，しない場合もある。そしてこれらの症状は，患者の年齢や原疾患により変化する。例えば，免疫不全患者なら，感染があっても高熱を伴わないかもしれない。

　尿路感染症は深刻な問題ではないという一般的な確信が，看護師の反対を支えている。「考えてもみてください」と，感染予防担当者が言った。「当院の看護師は，いまだに大多数が女性で，人生で何度も尿路感染症を経験しています。でも，それで死ん

だ人は誰もいないんです」。事実，狭域抗菌薬を内服するだけで，問題が解決する。我々は，このような考え方が調査した病院ではほぼ共通していることを見出した。ある病院幹部が語るには，患者の転倒・転落があれば，事実をすべて把握し，各勤務帯での手順を確認し，会議を招集するため，部下を派遣するという。そして続けた，「でもね，カテーテルによる尿路感染症があっても，『大変だ，皆集まって，どうしてこんなことになったのか考えよう』なんて，誰も言いやしませんよ」。

プロジェクトに対する看護師の抵抗には，いくつかのタイプがある。時には単に取り組みを無視して，CAUTIバンドルの適正基準に照らし合わせることなく医師にカテーテル挿入の指示を求めたり，医師に抜去のタイミングを報告するのを怠ったりする。申し送りの際，同僚にカテーテル挿入中の患者情報を伝えないこともあり得る。さらに，システムを悪用する方法を発見する場合もある。

電子カルテは効率的であるがゆえに，面倒を回避する手段を提供する。ある病院では，カテーテル抜去を判断する際の補助として，カテーテルの必要性を点数化するアルゴリズムを使用している。抵抗者の看護師は，カテーテルを留置するには何点必要かを知っており，患者の状態に合った点数ではなく，その点数をつける。別の病院では，カテーテル挿入（あるいは留置継続）の指示が病院で承認された適応基準に合致するか確認するためのチェックリストを使用しており，その最後に「その他」という選択項目がある。抵抗者の看護師や医師は，カテーテル挿入や留置継続に医学的な理由がない場合でも，共謀して「その他」にチェックをつける。

CAUTIバンドルがうまくいっているように見受けられたある病院では，電子カルテのテンプレート上でカテーテル留置継続の理由として下部尿路閉塞を挙げる症例数が，奇妙なほど急増していることに担当者らは気づいた。そして，介入が思っていたほどにはうまくいっていない可能性があると結論づけた。

モデル病院のプロジェクトチームは，抵抗者の看護師がもたらす個々の問題に対していくつかの具体的な解決策を展開させてきた。医師の許可を得ることなく，CAUTIバンドルが要求する通りにカテーテルを抜去する権限を看護師に与え，カテーテル抜去をめぐる看護師と医師の対立を排除した。排尿回数の多い患者の割合が通常よりも高い病棟では，「小区画」を設け，9人だった看護師の担当患者を7人にした。別の病棟では，介入に看護師が苦痛を感じていたため，排泄介助に看護助手がより多くの時間を割くよう指示されている。1時間ごとの訪室が行われ，長い目で見れば看護師の時間を節約することになった。（我々の経験では，患者が15分おきに排尿する必要がある，と看護師が言うのは大体が誇張であり，そのくらいの短い間隔のように感じているだけに過ぎない）

モデル病院はまた,「適切な行為」を「容易な行為」にする方法を模索し,ひとつひとつの新しい質改善プロジェクトを,従来の患者安全の取り組みと統合した。例えば,CAUTIバンドルにおける1時間おきの巡回は,転倒・転落防止を目的とした介入と両立させた。また,別の病院からは褥瘡予防のプロジェクトがCAUTIバンドルにも対応できることを学んだ。そこでは,褥瘡予防のための吸収パッドが,尿失禁のある患者に対するカテーテルの代替として有用であった。

介入にチームの努力という,より前向きな文化を創り上げるため,病院は全病棟の掲示板にカテーテル使用率とCAUTI発生率を貼り出して,看護師に活動の成果を示した。プロジェクトの協力者は賞賛され,優れた活動が年次評価においても考慮されることが保証された。スタッフ会議では,取り組みの進捗状況や課題を報告するための時間が確保された。

推進役の看護師は,抵抗者と1対1の時間を過ごしながら,病院のCAUTI発生率を減少させることよりも,担当患者にCAUTIバンドルがもたらす恩恵を強調した。すなわち,カテーテル挿入による不快感や内部の損傷の可能性と,早期離床および早期退院との対比である。こうして,担当患者の幸福に対する抵抗者の献身的な気持ちに訴えかける。

組織的妨害者と傍観者の議論へと移る前に,我々は別種の積極的抵抗者,すなわち患者と患者家族について言及しておくべきだろう。尿漏れを気にしたりベッド臥床を望む患者は,カテーテルが不要であっても,留置を継続するよう医師や看護師に求める。この医療器具は,医療従事者にとってはありきたりで,さほど重要なものでもないため,しばしばその要望通りに事が進む。ある医師が感染予防担当者に言った。「あのね,あそこで横になって,哀れな人々がカテーテルを望んでいる。だから使って差し上げなきゃ」。患者が離床すれば転倒する可能性を危惧して,患者家族もまた,カテーテルを要望する場合がある。

モデル病院の看護師は,患者に対し,カテーテルが引き起こす可能性のある傷害や不快感,挿入によって生じる尿意切迫感についても説明できるよう訓練を受ける。寝たきりの患者にはカテーテルに代わる方法が効率的であり,可能ならば,回復を促すために離床が重要だと強調する。また,患者と家族には,こうした点に関する説明を一枚にまとめた資料が手渡される。

## ● 組織的妨害者

「妨害者（constipator）」という我々の言葉の使い方はやや皮肉っぽいが,これらの

第6章　共通の問題，現実的な解決

人々，すなわち主として中間から上級の幹部が質改善の取り組みに与えうる影響を，臨床的に表現した用語である[3]。組織的妨害者は，これから台なしにしようとしている特定の活動に対し，通常，何の悪意も持たないがその影響は計り知れない。彼らは事実上，取り組みに利害関係のない抵抗者であり，基本的に2種類に分類される。

彼らの一部は，単に権力の行使を楽しんでいる。ある病院での例だが，クオリティマネジャーのトップが感染対策プロジェクトの研修会の初日に参加したところ，看護主任から2日目の出席を禁じられた。特に理由があったわけでもなく，看護主任がプロジェクトに反対していたわけでもなかった。それは「管理上の問題」だというのがマネジャーの説明であった。看護主任は，部下の自立した行動を，どんなものでも侮辱とみなしていたのだ。こうした人々は，現状を変えようとするいかなる活動も，自分の権力に対する脅威だと考えてしまう。この種の組織的妨害者が他と区別されるのは，その行動が意図的な点である。

もう一方の妨害者は，行動を起こさないことによって影響力を行使する。メモが未処理のボックスに積み上がり，電子メールのアカウントは満杯だ。ある医師は医局長を，「うなずいてから，『うん，ちょっと考えさせてくれ』と言う人」と評した。医師は自分の提案を度々持ち出すのだが，医局長が覚えていないため，電子メールをさかのぼり，古いメッセージに「この件は結論は出ましたか」と付け加えて再送しなければならなかった。後任の看護師の雇用を先延ばしにしたり，検査機器購入の承認を後回しにする管理者の話も聞いた。ある感染予防担当者は，「しなければならないことがあるのに，単にそれをしない」幹部という「大きな問題」を抱えていると語った。

組織的妨害者は患者安全の取り組みに直接的な損害を与えるだけでなく，取り組みの成功に必要不可欠なスタッフの志気を低下させ，専門家間の関係を悪化させることもある。先に引き合いに出した医師は，こんなふうに表現した。「やる気をなくすだけですよ」。組織的妨害者にまつわる重要な問題は，上司は彼らを有能な働き手だと考え，その一方で部下は妨害者がクビにならないのが信じられないということである。

組織的妨害者に立ち向かうのが積極的抵抗者を相手にするより困難な理由には，質改善の介入に及ぼす悪影響が，彼らの日常的な働き方から生じたものだからである。余計な仕事に対する不満はなく，CAUTIバンドルの科学的な裏づけに異論もなく，特定の推進役の看護師への拒絶的な態度もない。これらはいずれも，積極的抵抗者が変化に対して示す態度である。組織的妨害者の場合，介入の成功を阻む障壁は，ある種の基本的な性格特性に根ざしている。

取り組みの責任者は，しばしばこうした人々と関わるのを避けようとする。ある病院では，看護部長が悪名高い障害となっていたが，プロジェクトマネジャーはCAUTI

バンドルの取り組みについてほとんど何も話さず，問題があった場合は耳に入れないようにした。同じような状況にあったあるクオリティマネジャーは，「要するに，レーダーから外れていれば，必要なことができるんです」と述べた。病院の中には組織図を改め，このようなトラブルメーカーには肩書きを残したまま，その責任だけは他に割り当てて，損害が生じないようにしているところもある。

　より効果的な戦略について，ある病院長が説明してくれた。「上層部を通じて，重要な問題を提起する系統的な方法があるといいでしょう。基本的に我々は，こうした議論について断固とした意見があることで知られている人物を呼ぶことにしていました。そうすれば彼らについて詳しく知ることができますから」。院長は，そのような人々を避けて通ることの危険についても説明した。「組織というものは，度々そういう人を除外しようとします。なぜなら，欲しいものを手に入れるのを邪魔するからです。そこで，彼らを仲間に入れずカヤの外に置いておくのです。私はこれまで，そういう人々を呼び入れて対話をすることが，大変有益だった具体的な状況に何度か遭遇しました。そこで彼らは，考えを変えて熱心なサポーターとなったのです」[3]。

　だが，最終的には組織的妨害者への忍耐が尽きてしまう施設もある。「我々が下したのは厳しい判断だったんですが，つまり彼らはここを去りました」と，ある内科部長が話してくれた。そうでもしなければ，その人物が辞めるか引退するまで，病院は待ち続けることになる。機会が巡って来た時には，後任者を探すための十分な時間を割いて，単に問題を別のものにすげ替えただけではないことを確認する必要性が生じる。

## ● 傍観者

　外科部長は，「馬鹿野郎や怠け者をどうしたらいいのか，私には皆目見当がつきません」と言った。「もっと働かせる方法がわからないんです」。我々が「傍観者（time-server）」と呼ぶ部類に入るのは，頭が悪いというよりも怠惰である可能性が高い人々である。彼らは基本的に必要最小限のことだけをしながら勤務時間をやり過ごす。質改善の取り組みは自分ではない他の誰かの問題であって，他人のために労することはない。

　傍観者の看護師は，例えばCAUTIバンドルやカテーテルを正しいタイミングで抜去することの重要性について十分説明を受けたにしても，何もしないで済む方法を見つけ出す。週末のうちに医師とカテーテルの抜去について相談する，と上司に約束をした看護師のことを聞いた。上司が月曜日に出勤してみると，何ひとつ完了していなかった。傍観者が最後まで何かをやり通すことはまれだ。

傍観者は必要最少限の抵抗という道を選択し，医師の言ったことだけをする。患者がカテーテル留置を望んでいるのなら，その決定の是非についてわざわざ患者と議論する必要はない。実際のところ，その方が便利なのだからできるだけ長期間患者にカテーテルを留置すればいい。

傍観者の解雇は往々にして組合の規則に反するので，病院は患者安全への介入項目に関するリマインダーを連日彼らに送り，権威のある人物からも頻繁にリマインダーを強化してもらいながら，傍観者の行動変容を促す。

傍観者の集団に対応するために，我々はまた，正直なところ多大な努力を要する別の手法を支持する。我々は，凡庸という組織文化に苦しむ施設で，傍観者が増加する傾向にあることに気づいた。病院が次善に甘んじているのなら，その環境は傍観するのにもってこいである。これには思い切った治療を要する。卓越性を追求する文化へと転換することだ。そのためには，病院は質改善の取り組みを全力で支援し，どの部門においても患者中心の質の高いケアへ情熱を注ぎ込まねばならない。これが最終的に傍観者に与える心理的な影響は，買い物客がエコバッグを持たずに自然食品の店に来てしまったときの状況に似ている。「車まで走って戻って，エコバッグを取って来るだろうね。なぜってそれがないと，周りの人におかしな目で見られるから」と，ある医師が言った通りだ。単一の部門ないし病院全体が患者安全の取り組みに打ち込んでいるのなら，努力をしない傍観者は責任逃れをする人間として避けられる。それでやる気にならなければ，どうあがいても無理だ。下記に，質改善の介入を阻害する3種類の医療従事者の概要と，実地調査に基づく対処方法を提示する（Box 6.1）。

次章からは，持続可能性という課題に移る。質改善の介入を経て成し遂げた成果を，どうすれば病院は失わずに済むのだろうか。

---

### Box 6.1　職員による障壁の様式（Saintら[3]より改変）

#### 挑戦的なスタッフの様式

1. 実践の変化に対する積極的抵抗者は，主治医や研修医，そして看護師の中にも存在する。積極的な抵抗を克服するための，効果的な対策には以下が含まれる。
   a. 自施設と全国の感染率を比較したデータのフィードバック
   b. 自施設と同じ地域の他施設の遵守率を比較したデータのフィードバック
   c. 改善に積極的で周囲から尊敬され，指導するスタッフと気持ちが通じ合う

(つづく)

## Box 6.1 （つづき）

　　変革推進者（チェンジ・エージェント）による効果的な支援（例：他の外科医に動機づけを与える外科医）
　　d. 医療関連感染の減少を目指して，病院上層部と医療者が連携する協働事業への参加

**2.** 組織的妨害者は，中間から上級の幹部であり，実践の変化にとって気づかれにくい障壁となる。ひとたび上層部がこの問題点と他のスタッフへの悪影響を認識すれば，障壁を克服するために様々な技法を活用することができる。
　　a. コミュニケーションを改善し，賛同を得るために，組織的妨害者を早い段階からグループ討論に引き入れる
　　b. その人物を回避する。ただし，短期的な解決策である可能性が高いと認識すること
　　c. 妨害者の雇用を打ち切る
　　d. 妨害者が組織から離れる機会を利用して，有能そうな人物を雇用する

**3.** 傍観者は，基本的に必要最低限のことをしながら勤務時間をやり過ごしている。これらの職員に対抗するのは最大の困難を伴う。解雇しないまでも，いくつか対策がある。
　　a. 患者安全に関する介入項目についてリマインダーを連日発信し，権威のある人物からも頻繁にリマインダーを強化してもらう
　　b. 卓越性を追求する文化を醸成する

第7章

# 持続可能性に向けて

> 人はものごとを繰り返す存在である。したがって，優秀さとは，単発的な行動ではなく，習慣である。
>
> アリストテレス

「のんびりとくつろいでいる人なんて，どこにもいないわ」と，感染予防担当者は主張した。彼女が勤務する郊外の500床の病院では，中心ライン関連血流感染（CLABSI）発生率減少のための介入を成功裡に完了したばかりだったが，彼女と同僚たちが精進を怠ることはなかった。「互いの背中を押しながら次のレベルに進むの」と彼女は語った。「なぜなら，自分が物事を良い方向に変えているという実感や価値観が，仕事を楽しいものにしてくれるから」

質改善の分野で，取り組みの成功を維持し，改善するのは，至難の業である。経営に関する様々な研究によると，組織的改善活動のうち，最大70％が存続すらできないという。ひとたび取り組みが施設の主眼から外れ，他のプロジェクトが始まると，旧来のやり方に戻ってしまうのが自然の流れだ。銀行の改革プログラムが存続しないことによる損害は甚大だろうが，医療関連感染（HAI）予防という病院の質改善プロジェクトが終結すれば，何百人，数千人という患者にとってより悲惨な結末が待っている。

プログラムの持続可能性に関する研究はあるが，それを正しく行うための妥当かつ検証済みの方式は存在しない。なぜなら，関与する施設が様々な側面，すなわち職員，方針，文化に加えて，特定のプロジェクトに投資する資源などにおいて，互いに異なるためである。あらゆる病院に最適の手順はないが，病院が質改善で得た成果を失わないための助けとなる多数のベストプラクティスがある。

## ● 初期計画の重要性

我々のモデル病院では，カテーテル関連尿路感染（CAUTI）予防のため，施設全体にわたる介入が18カ月にわたり行われた。カテーテル使用量は劇的に減り，病院全体でみると継続的に30～35％のCAUTI減少をもたらした。介入終了の1カ月前のこ

と，プロジェクトチームの最初のリーダーは上層部の支援者とともに自分たちの仕事を振り返り，今後の課題，すなわちこれまでの成果を維持していくことについて議論していた。病院では，それまでの進歩を強固にすることなく，ひとつの改善活動から別の活動へと飛躍することがあまりにも多い。持続可能性には初期計画が重要という認識がある病院ですら，その多くが口先だけであることも知っている。

先述した通り，モデル病院では持続可能性は当初からの命題であった。最初の介入におけるリーダーは，慎重な判断の結果，その持久力が見込まれて選抜され，チームメンバーは，長期的関与が要求されるポストであることを理解した上で引き受けた。取り組みが拡大した際には，救急部，ICU，手術室および各病棟で，新しい推進役が同様に責任を持って関与した。取り組みに要する時間は介入の段階で最も長くなるのは当然だが，取り組みが正式に終了した後にも自分達が必要とされることは皆わかっていた。そして，取り組みへの参加が年間業績評価を高め続けることも知っていた。

予防チームの会議において，参加者たちは，病院がCAUTI予防で得た成果を失わずに済む状態にあるか検討を行った。CAUTIバンドルの指示は，どの程度制度化されたのか。医師や看護師は，適応基準を満たしていないカテーテルの挿入を当然のごとく拒否しているか。そして，カテーテルの必要性がなくなったら，抜去しているか。

実際のところ，CAUTIバンドルの基本的要素が病院の通常業務となったことに，チームメンバーは喜んで同意した。これで，メンバーの任務はさらに容易になった。急性期医療の責任者は，自院でのCAUTI予防の取り組みの持続可能性について，わかりやすい言葉でこう述べた。「私たちが毎日決まってやることです」。

チームが認めているもうひとつの利点は，病院が維持している卓越性の文化である。CAUTI予防の介入を成功に導いたように，卓越性に対するコミットメントを共有することが，いかなる質改善の取り組みをも持続可能にする。

## ● プロジェクトチームの義務

プロジェクトチームの会議で，リーダーたちは，彼らと病院内の様々な部署の推進役との間で今後も連絡を取りあえるようにしておく必要があるという点で合意した。推進役にはそれぞれの部門を見守る責任が依然としてあり，CAUTIバンドルの遵守率が低下していないことを確認し，プロジェクトリーダーに顕在または潜在的な問題点について警告する義務がある。例えば，推進役の看護師あるいは医師が退任または離職する場合，後任者を探さなければならない。実際に上層部の支援者は，現在の推進役が自分たちの後任を育てるよう，チームが定期的に促す必要があると提案した。

## 第7章　持続可能性に向けて

　当然ながら，昔のやり方に戻る落伍者は常に存在する。ある看護師は，「この患者には尿失禁がある。カテーテルが必要なのは当然だ」という考え方をする数名の医師にまつわる悩みを語ってくれた。そして，自らの課題をこのように表現した。「医師のパラダイムを変えて，定着させること。全員を正しい方向に向かわせたのに，6カ月後には振り出しに戻って『先生，このカテーテル，抜いてしまったらどうですか』と，また同じ医師に言っているところを想像できるわ」。

　病院中の推進役には，各病棟のカテーテル使用数を週1回集計して感染予防部門に報告する義務もあるが，介入期間中に運用していた日々のカテーテル巡回により生じた負担は，かなり軽減されることになる。さらに，感染予防担当者が，各病棟のカテーテル使用率とCAUTI発生率の推移をまとめた報告書を毎月発行する。この報告書はすべての病棟と，病院の経営，および臨床部門の幹部に送られ，病院のウェブサイトで公開される。

　各病棟のメンバーは，最新のデータを用いて，CAUTI撲滅の戦いにおける進歩を評価することができる。その苦闘の最前線に立ち，患者ケアを提供する様々な病棟の看護師と看護師長にとって，これらの報告書は特別な関心を呼ぶ。彼らがCAUTIバンドルに伴う変更を受け入れたこと，そして専門家および個人として業績を維持する理由があることが，この介入に大きな成功をもたらした。カテーテル使用数やCAUTI発生率の増加が報告された場合は，改善の動きに拍車をかけることになる。それが彼らの義務であると同時に，専門家としての誇りでもあるからだ。

　毎月の評価には別の目的もある。管理者に対し，これからもCAUTIの取り組みが続くことを思い起こさせることができる。それは，持続可能性プログラムと，その人員に対する経営層の支援維持にも役立つ。プロジェクトをレーダーから完全に消失させるのは，決してよい思いつきではない。

　モデル病院における持続可能性プログラムのリーダーは，新しい質改善プロジェクトが始まれば必然的に，CAUTI予防の任務から時間と資源が奪い取られることをよくわかっている。質改善のキャンペーンは最近非常に数が多く，最終的には競合することになる。しかし，チームメンバーは，自分たちのプロジェクトが競合相手と見なされることはないと確信している。新しい医療安全活動に利益をもたらす，潜在的なパートナーだと思ってもらいたいのだ。

　病院で，例えば褥瘡予防を目的とした質改善の取り組みが始まった場合，CAUTI予防チームはそれと連携して，カテーテルで患者の動きが制限され，褥瘡が起こりやすい状況があることを指摘する。つまり，褥瘡プロジェクトとCAUTI予防プロジェクトの両者は，カテーテルは医学的に必要な場合に限り使用し，可及的速やかに抜去

するという目標を共有することになる．CAUTI 予防の活動は，術後合併症を著明に減少させることに主眼を置く．手術ケア改善プロジェクト（Surgical Care Improvement Project：SCIP）とも連携できるだろう．術後の患者にカテーテルが挿入されていなければ，より自由に動き回ることができ，回復が促進されるからである．

　CAUTI 予防の取り組みを継続するなかで直面する難問は，CAUTI バンドルをよく知らない医師や看護師の新規採用である．これに備えるため，チームリーダーは，オンラインによる CAUTI 予防指導をはじめとした教材がオリエンテーションに含まれていることを確認するとともに，各病棟の推進役に対し，新人との間にトラブルが生じた場合は援助することを保証する．CLABSI 予防の取り組み維持に携わっていた内科 ICU の部長は，オリエンテーションの過程をこう説明した．「この取り組みを知らない人が全国の病院からやってくるのですから，年中行事ですよ．これまで見聞きしたことのない新しいやり方を学習するので，集中訓練のようなものです．これで常に全職員が軌道に乗れるのです」

　新規採用者が前任者よりも往々にして若く，新しい考え方を受け入れやすい傾向にあることが，この工程をいくらか楽なものにしてくれる．ある感染予防担当者は，「老犬に新しい芸を教えるのは至難の技ですが，子犬だと易しいんですよ」と私たちに満足げに語った．

　変化に対する受容性は，介入後も必要であることをプロジェクトリーダーは認識している．持続可能性は現状維持と同義であってはならない．推進役たちは，取り組みを支援また推進する方法を改善するために何ができるか，常に模索しなければならない．カテーテルデータの収集頻度を増やした方がよいのか，それとも減らした方がよいのか．病棟看護師にカテーテルの代替法についてリマインドする，よりよい方法はないか．患者指導用教材はその役割を果たしているか．

　これらの疑問は，プロジェクトリーダーが参加する持続可能性に関する月次会議の議題である．ここではさらに，感染予防部門からの最新データを見ながら，カテーテル使用率の変化を確認する．また，前回の会議後に生じた問題を取り上げ，実現可能な解決策を話し合う．CAUTI バンドルは，今やモデル病院のほとんどの医療者にとって習慣化しているが，目配りが必要な落伍者や，警戒が必要な新人が少数存在し，後任探しの支援を要する推進役もいる．変化を持続可能にしようとする質改善プロジェクトリーダーが集まる会議では，議題に事欠かないのである．

　ある病院の経験が教訓になる．その病院で行われた介入は，不適切なカテーテル使用をほとんどゼロにまで減らし，CAUTI 発生率を 39％削減した[1]．病院はこの進歩を維持するために，日常の看護ケアの一環として，各勤務帯でどの患者にカテーテルが

挿入されていて，そのカテーテルの使用が適切性の基準を満たしているか評価するために看護テンプレートの使用を継続した。カテーテルの使用が不適切と判断されれば，抜去する。介入を強固なものにするための活動として，内科部長が毎月各医師宛てに，CAUTI 予防は今後も優先事項であり，基本的に看護師を膀胱留置カテーテルの管理者にするために，今後も支援を行うことを再度表明した電子メールを送信した。メールの中には他の医師から質問があった場合に備え，推進役の医師の氏名が表示されている。最後に，適切に使用されたカテーテルの割合や，CAUTI 発生率などの重要なアウトカムのモニタリングが続けられた。これらのデータは，組織の最前線で働くスタッフやその他の職員と共有された。結果は印象的だった。CAUTI 予防の取り組み開始から 3 年後，この病院では 12 カ月間でたった 1 件の CAUTI しか発生しなかったのである。

## ● 手指衛生の進展を維持する

　持続可能性に関する目標のなかでも，病院における手指衛生行動の改善を維持するための活動は，通常，優先順位が最も高いといえる。おそらく，HAI の最も重要な原因は，多くの医療者が適切な手指衛生手順に従わないことにある。我々は，イタリアのフィレンツェにある病院で手指衛生の持続可能性に関する研究に参加したが，ある病棟では介入により手指衛生が大幅に改善し，4 年以上にわたってそれが維持されたのに対し，別の病棟では，手指衛生の推進役がリーダーではなくなった後，手指衛生遵守率が急落する様子を目の当たりにした[2]。

　リーダーが変わらなかった病棟では，遵守率は介入開始前の 37％から 71％に上昇し，維持された。推進役がいなくなった病棟では，看護師の遵守率は 51％から 8％に低下し，医師の場合は 51％から 3％（！）に下落したのだ。いかなる質改善を持続する場合であっても，積極的なリーダーシップとチーム活動が重要な要素なのである。

　持続可能性に関する別の研究[3]は，ミシガン州キーストーンにおける ICU での介入に関する追跡調査だが，介入の終了時点で減少していた CLABSI 発生率が維持され，18 カ月後にはさらに減少した。参加病院でのインタビューの間，ICU のチームメンバーは，主に感染データの絶え間ないフィードバックおよび上層部の積極的な関与と支援が，持続可能性に貢献していると指摘した。フィードバックは，チーム活動に対する報告書のような役目を果たし，感染が増加した時は注意を促し，CLABSI が依然制御されている状況ではそれを保証する機能を担った。

　次章では，特定の質改善の取り組みを追求するため，複数の病院が参加する協働事

業という選択肢について説明する。これまで主眼を置いてきた単独病院モデルの代替案である。協働事業は，特に HAI 予防活動として，広く行われるようになった。それがよい選択肢となる病院もあるだろうが，欠点もあることを忘れてはならない。

第8章

# 感染対策への協働的なアプローチ

　一筋の矢は折るべし，十筋の矢は折り難し。

日本のことわざ

　多くの病院にならい，自分の病院もいよいよ質改善の協働事業に参加することになり，感染予防担当者はまずまずの感動を覚えた。何年にもわたり，中心ラインに対する医師たちの考え方を改めさせようと試みては，失敗を繰り返していたのである。彼は言った。「ともかく，このプロジェクトのおかげで変化が生まれた。それまでは，狼との孤独な戦いのようだったよ」

　だが，この感染予防担当者は，プロジェクトが与えた全体的な影響には満足していなかった。病院管理者はプロジェクトに声援を送るだけで「金銭的，時間的支援はまったくなかった」と彼は説明した。多くのスタッフがプロジェクトに参加したいと考えたものの，勤務時間内に活動時間が確保されなかったため，協働事業は（いみじくも彼が「よくあるやつのひとつ」と表現した）要求度の高い質改善活動一覧の中に埋もれてしまった。

　同じような矛盾は，協働事業に関する多くの研究で報告されている。医療水準を高めるための共同的アプローチは，これまで全国各地の病院が相次いで採用し，連邦政府や多数の州政府が後押ししているものの，その効果については今も疑問が残る。協働事業には多様なモデルがあるが，本章では一般的な質改善協働事業の運用について，特に前章までに述べた単一の病院における取り組みとの相違点に着目して，見ていくことにしたい。また，病院とそのプロジェクトチームが，協働的な体験を最大限に活用する方法についても提案する。

## ● 日本での黎明

　質改善協働事業の歴史は，1980年代，日本での継続的改善プロセス（continuous improvement process）の発生にまで遡る。石川馨やウィリアム・エドワーズ・デミング（W. Edwards Deming）が説くように，継続的改善プロセスは，工程の実際の機

能に関する情報を継続的に蓄積，評価し，そこからわかったことを工程の改善に活用することで，製造工程はどこまでも改善できるという前提に立つ。この漸進的な改善プログラムは，トヨタが自動車業界に世界的革新を起こすもととなった「カイゼン」の中核をなしている。

このフィードバックメカニズムは，患者や医療のアウトカムデータの定期的収集・分析を通してよりよい治療の選択肢を模索しようとする，医療業界のニーズに適応されることになった。このような技術は，今日の質改善協働事業の中心をなしている。

こうした動きは，個々の病院での質改善が精彩を欠いたために生じたとされる。臨床アウトカムを改善し医療費を削減するよう，政府や一般社会から病院に対する圧力が高まるなか，協働事業は，参加施設に外圧をかけることで両方の目的を果たす手段とみなされた。協働事業はまた，はるか昔にホメロスが言った「団結は力（strength in unity）」という世界的常識の恩恵を受けたことは疑いようがない。

何世紀にもわたり，この概念は様々に援用された。例えば，ウェブサイト strength-throughunity.org は，2010年のハリケーンで破壊されたハイチ地域の復興に専念している。より不気味なことに，この概念は1922～1943年までイタリアを支配した国家ファシスト党の中心的概念でもあった。この党名はラテン語の *fascis*（束）に由来し，樺の棒を束ねた円柱を党のシンボルとしていた。1本の棒はたやすく折れるかもしれないが，束になった棒なら持ちこたえられるとの意である。その延長線で考えると，複数の病院が協働して団結すれば，個々の病院が達成するものよりも優れた結果を生み出すことが期待できた。バンドル理論は，当然本書にも適用されている。カテーテル関連尿路感染予防バンドル（CAUTIバンドル）に含まれる一連の対策は，個別に実施されるよりも大きな効果がある。

## ● モデル病院での協働事業

これから見る一般的な質改善協働事業は，ある月曜の朝から始まる。このときモデル病院の最高経営責任者（CEO）は，政府機関が，CAUTI削減を目標とした全国的な協働事業を始めるところだと知った。モデル病院は，参加予定医療機関のリストに名を連ねていた。CEOは幹部に対し，自院が参加すべきか検討するよう指示し，やがてこの問題について議論するための会議を招集した。

協働事業の支援者らがテーマの選択に注意を払うのは，それがプロジェクトの成否を左右するからである。テーマは，病院経営層に対して協働事業の重要性と商品価値をアピールするために十分に広義であると同時に，病院スタッフに対して適正な時間

第8章　感染対策への協働的なアプローチ

と労力以上のものを要求しない程度に狭義である必要がある．また，根拠に基づき科学的であると同時に，理解できないほど技術的に複雑でないことが求められる．何よりも，テーマは，ポジティブな変化を呼び起こす一方で，臨床現場に広範囲な抵抗を引き起こすほどの変化を要求するものであってはならない．

　モデル病院の CEO が招集した会議では，最高医務責任者（これまでの章を全く読んだことのない人物）が，病院での CAUTI 発生率は想定されるよりも相当高いことを報告した．彼と看護部最高責任者（CNE）は，病院では現在多数の質改善の取り組みが行われていることもあり，今回の協働事業に要する活動時間と資金について懸念を表明した．CEO はその主張を認めたが，後援者である政府機関には専門的かつ財政的な影響力があり，病院が協働事業への参入を無視することは難しいと指摘した．実際に，モデル病院が独自に行っている質改善プログラムのいくつかは，政府機関の支援を受けていた．さらに，CEO は医療関連感染（HAI）の低減は医学的課題であり，データが一般公開されている今日はマーケティング上の問題であり，公的医療保険（CMS）が多くの HAI に対する医療費支払いを停止したため，財政的な急務でもあると認識していた．また，近隣の病院で働く同僚が協働事業への参加を表明した場合，参入を拒否することで仲間外れにされたくはなかった．あらゆる利点と課題を推し量った上で，彼は協働事業への参入を決定した．CEO は CNE にあとを引き継ぐよう依頼した．

　支援者となってモデル病院の協働事業参入を指揮する CNE は補佐役に看護部長を選び，看護部長はプロジェクトマネジャーとして，最も優れた病棟師長を選出した．推進役の医師および看護師が募集され，感染予防担当者を加えて，プロジェクトチームの中心メンバーが決まった（CAUTI 予防チームの中心となる構成員については，第4章の表4.1参照）．

　ここでは数行しか割いていないが，チームの支援者，リーダー，メンバーの選定は，実は慎重かつ時間を要するプロセスであった．CNE は，この介入が複雑かつ本質的に困難なプロジェクトであり，参加者も多様な，時には相反する動機を持っていることを理解していた．例えば，自身のキャリアアップに熱心なメンバーは，リーダーという役職に付随する責務よりも，他の病院の医師と会う機会やリーダーという役職名自体により高い関心を示すかもしれない．また，CEO は取り組みに適切な資金を投入するより，病院の名前を売ることに熱心かもしれない．CNE は，チームリーダーが協働事業の要求事項と規則の範疇で活動しなければ，プロジェクトは最初から失敗する運命にあることを知っていた．

## ● 18カ月計画の進行

　州のキックオフ・ミーティングでは，モデル病院の中核チームとその他多くの病院のチームが，協働事業でインストラクターやメンターをつとめる各学会の専門家に出会った。後援組織の代表者が18カ月間にわたるプロジェクトの要点として，CAUTIが患者に与える広範囲な影響，CAUTIバンドルを支持する科学的根拠，不適切なカテーテルを抜去することの重要性，そして，特に病棟看護師や他の現場スタッフの協力を得る必要性について説明した。取り組みに時間を取られることは，抵抗の格好の理由になるだろう。とりわけ最近まで院内で複数の質改善プロジェクトが行われていた場合はそうだ。実際に介入が始まるまでに，さらに多くの研修会が開催され，定期的に電話や対面での会議が行われる予定だ。協働事業は，こうした学びの相互作用が最大となるようデザインされている。これはプロジェクトの「団結力」の重要な構成要素なのである。

　専門家らは初期のプレゼンテーションにおいて，モデル病院とその他の参加者に対し，長期的な持続可能性を念頭に置いて取り組みを計画するよう求めた。実行段階で変更する手順は，初めから運用に組み込んでおく必要がある。例えば，CAUTI予防の看護テンプレートは今後も継続的に使うものであることを理解してもらう必要があるし，カテーテル使用率の観察を続けることについても同様だ。プロジェクトリーダーと推進役の選出は，長期的な視点，つまり，協働事業が終了しても，取り組みの成果を確実に維持しようとする人々かどうかという観点でなされなくてはならない。

　各病院のプロジェクトリーダーは，膀胱留置カテーテル挿入とCAUTI発生率のベースライン評価を実施し，プロジェクト期間中はデータを連日記録しなければならない。ベースラインデータおよび月ごとの最新情報は，協働事業の管理者間で共有される。計画段階では，1週間おきにデータ収集，整理，分析方法について，また初期の協働事業チームにとって主要な障害物となるプロセスについて，重点的に話し合う場がもたれる予定だ。

　この場で，専門家が助言を与え，質問に回答する。このような意見交換を通して連帯感が形成され，行動規範が生まれる。教育活動には，研修資料やよくある質問（FAQ）への回答を掲載したウェブサイトに加え，プロジェクトの基本や複数の施設で生じた実行に伴う課題（と解決のための提案）に関する定期的なウェビナーの活用が含まれる。

　ひとたびプロジェクトが実行に移されると，参加期間に関わらず全チームに対し，州と国が開催する毎月2回の会議に参加する義務が課せられた。会議は形式ばらずイ

ンタラクティブであり，チームがそれぞれの経験を共有しながら，問題解決のために互いを支援する機会となった。それぞれのチームには，CAUTIデータを毎月電子媒体で報告することも求められており，協働事業のリーダーやチームが互いの進捗状況を（あるいは進捗していないことを）常に認識できるようになっている。新しい戦略は歓迎される。例えば，モデル病院のプロジェクトマネジャーは，CAUTIバンドルについて訓練を受けた看護師が学際的ラウンドに参加し，不適切なカテーテルを監視して，発見した場合は抜去を促すことをプログラムに要求した。その結果，カテーテル使用率は大幅に低下した。

この困難な試みにおいて，孤独感を感じる数名のチームメンバーの気持ちをやわらげ，チームに安心感をもたらすため，社交行事が企画された。人との出会いは互いの信頼感を高め，ベストプラクティスを含む経験の共有を促す。これらの行事は3回の対面研修，すなわちキックオフと，9カ月目の折り返し，そして協働事業の終わりの時点で開催される。チームが混ざり合い，交流できる時間が，昼食やコーヒーブレイクの際に設けられる。こうした「建設的衝突」は，対面研修を行う重要な理論的根拠のひとつである。

質改善の協働事業において，臨床の最前線で行われる活動は単一の病院における取り組みの場合と同様であり，積極的抵抗者，組織的妨害者，傍観者のような多くの問題も似通っている。しかし，協働事業の構造自体に由来する潜在的な困難は他にも存在する。各病院のチームリーダーは，おそらくCAUTI予防についてかなり多くのことを学んできており，理論的には，その助言はプロジェクトチームの他のメンバーに効果的に伝達されているだろう。だが，実際には，情報交換が十分に行われていないことも多い。コミュニケーション障害は逆方向にも起こり得る。例えば，病棟看護師が，自分たちの問題をプロジェクトチームメンバーと共有できていなかったり，チームメンバーがチーム内の問題点をプロジェクト支援者に報告できていなかったりもする。

## ● 型どおりの体験

典型的な協働事業は，その性質上，参加病院に対して型どおりの体験を提供する。すべての病院で標準化された研修資料とCAUTIバンドルを使用し，チームは共通の指標を追跡する。また，参加者には同一のスケジュールと手順に従うことが期待される。確かにチームリーダーは病院独自の問題を発見し，解決策を探し求めることはあるが，同じゴールへと向かう協働事業の方向性を考えたとき，単一病院における取り

組みで通常見られるような，質改善プロジェクトの流れに合わせたカスタマイズはほとんど行われない。

　質改善の協働事業に関する研究は，主催側が教訓的な話に主眼を置くあまり，個々の病院が事業を展開する際の問題点について議論する時間がほとんど確保されていないとの警告を発している。こうした懸念を念頭に置いたうえで，ある協働事業に関わる専門家たちは，問題を抱え，その原因についてほとんど，あるいはまったく理解できずにいるチームと非公式な会合を開くための十分な時間を確保している。協働事業の中には，医師，看護師，質改善の専門家を含む特別なグループを結成し，実行の過程で困難を覚えている病院を訪問する取り組みを行うものもある。通常，このグループはそうした病院からの要請に対応するが，特定の介入がうまくいっていない場合や，ある病院が協働事業から脱落しかかっているように見受けられる場合には，援助を申し出ることもある（ある推計によれば，協働事業に参入した病院が終了前にプログラムを離脱する率は30％にまで及ぶという[1]）。

　現地訪問の際，グループの専門家は，プロジェクトチームメンバーに特に注意を払いながら，対象病院の経営幹部から病棟看護師に至るまで，横断的に幅広い層のスタッフにインタビューを行う。すると，病院の文化や，質改善の介入に対するスタッフの日頃の姿勢，介入の進行を妨げる障害が徐々に見えてくる。そこで専門家は，現地の状況に合わせて，介入をカスタマイズさせる方法を提案する。例えば，CAUTIバンドルを唯一無二の命題として推進するかわりに，コンサルタントは病院の背景や文化を考えて，実践可能と思われる対策のみ取り入れることを提案することがある。看護師主導のカテーテル抜去プロトコルが継続できないのなら，医師宛ての電子的リマインダーや，患者カルテ上で目立つリマインダーなど他の選択肢を提供する。看護師長が進行を邪魔しているのなら，師長を回避する方法を提案する。バンドルの適応に不本意な病院では，新しい器材の購入により積極的な場合がある。

　協働事業を監督する人々は，出遅れている病院に対して何ら法的な強制力を持たないが，前進を促す方法なら知っている。協働事業に組み込まれた，チーム同士の様々な相互作用により，カテーテル使用率を最も改善したチームのレベルに合わせたいという圧力が生み出されるのだ。ある医師が我々に語ったように，協働事業とは，「『さあ，俺たちも他の皆の水準までレベルアップしようぜ』と言いたくなるほどの強い動機づけ」なのである。しかし，そうした競争圧力は，出遅れたチームを恥じ入らせるという負の影響も持ちうる。53の協働事業への参加者が最も有益と考えた機能を明らかにした研究[2]では，ある病院のプロジェクトマネジャーがウェブ上の意見交換に対して，「他の人に馬鹿だと思われる質問をしたくないので，使用がためらわれる」と複

数のチームが感じていると説明した。

　同じ研究において，スタッフからのアイデア募集や研修会での交流といった何かを共有する場面は，高い評価を得た。だが，そうした交流の有用性について，著明な改善を認めたチームと改善しなかったチームに分けて解析したところ，より成功したチームほど交流の有用性を非常に高く評価していることが示された。著者は，「協働事業は，組織内の機能に加え，組織間の機能をフルに活用した参加者にとって最も有用であることを，この研究は示唆している」と述べている。

　一見すると，質改善の協働事業は，厄介な病院感染の問題に対して最も妥当なアプローチのように思われる。確かに，協働事業に関する多くの研究では，医療器具関連感染の発生率が顕著に減少するなど，感染症のアウトカムについて大幅な改善を認めている。だが，質改善の協働事業に関する文献のシステマティックレビューは，数多くの疑問を呈しており，そのなかには対照群のない研究の精度に対するものも含まれる。ある論者が言うように，「おそらく，成功したチームで見られたポジティブな知見に有利なバイアスが働いた」のだ[3]。

　システマティックレビューでは，協働事業のアウトカムには一貫性がないという衝撃的な事実も明らかになった。似たような病院が同じプログラムに参加しているにもかかわらず，なぜこれほどまでに多くの病院が協働事業から脱落するのか。医療を提供する側にみられるポジティブな変化，例えば薬剤管理に関する改善などが，患者側に起こる変化と一致しないのはなぜか。なぜ協働事業で成果を上げている多くの病院では，患者中心の強力な協調文化がすでに完成しており，院内の質改善活動が成功裡に終了したという輝かしい記録を持っているのだろうか。

## ● 協働事業の利点

　一般的に，何らかの質改善の取り組みに着手したいと熱望しているが，独力で始めるには手立ても専門知識もない病院にとって，協働事業プロジェクトは最も有用である。院内の質改善活動を一から作り上げるために，自らの資源やスタッフの時間を費やす必要がないからだ。しかしながら，協働事業への参入を考えている病院は，外部組織が作成したプログラムを現場に強いる際に生じる不可避な軋轢に備えねばならない。

　病院の医療者は，例えば，クロルヘキシジンを使用したり，病棟看護師にカテーテル抜去の権限を与えるなど，これまでの病院の方針に反することを行うよう指示されるかもしれない。病院が協働事業の目標達成に成功した，あるいは失敗したという記

録は，月ごとに参加機関の間に広く報告される。もし協働事業の参加病院の中に，特定の取り組みに関する専門家がいる場合，彼らは院外の専門家と協力しあって活動しなければならない。さもないと，プロジェクト全体を危険にさらすことになる。

　どのような協働事業であっても，その力の源は規律であり，参加病院のチームが取り組みを成功させるには足なみをそろえねばならない。チームは，協働事業のリーダーシップの指示に従って活動する必要がある。施設特有の環境や文化に合うよう形づくられた取り組みを求める病院は，院内で独自の質改善プロジェクトを運営する方をより好む傾向がある。

　いずれにせよ，こうした協働事業について，対照群を用いた研究が不十分であることから，全般的な有効性を判断するのは難しい。そのような科学的成果がない以上，参加者が変革の実行に成功または失敗する理由や，チームを特定の方向に導く協働事業の特徴については不明なままである。協働事業の過程自体が複雑で取り組みごとに異なり，協働事業に参加する施設自体も限りなく複雑であるため，それらの相互作用に対する確定的な科学的評価は，解答のない課題であり続けてきた。

　これまで本書では，カテーテルや人工呼吸器などの医療器具の使用に関連して起こる病院感染の例に注目してきた。しかし，第1章で述べた通り，予防策の導入にあたって医療者の協力を得るための手法は，褥瘡や転倒・転落予防など，病院において重要な他の取り組みのモデルにもなり得る。次章では，近年，入院に伴うハザードとしてますます知られるようになったクロストリジウム・ディフィシル（*Clostridium difficile*）感染症予防において，それがどのように機能するかを示そう。

# 第9章 クロストリジウム・ディフィシル対策

病はすべて腸に始まる。

ヒポクラテス

　1986年7月1日〜1987年7月31日までの期間，ミネソタ退役軍人ヘルスケアシステム（Veterans Affairs Healthcare System in Minnesota）では，クロストリジウム・ディフィシル（*Clostridium difficile*）感染症の積極的サーベイランスを実施した[1]。この取り組みは，あらゆる生体物質を取り扱う際の手袋の使用が，生命をおびやかすクロストリジウム・ディフィシル感染症の発生率に与える影響について調査する臨床試験の一環として行われた。ふたつの実験病棟ではスタッフに手袋を着用してもらえるよう，ポスターや勉強会によって臨床試験の目的が周知された。手袋の箱はすべての患者ベッドサイドに置かれた。結果は次の通り。手袋を着用した病棟での感染症発生率は，取り組み開始前の6カ月間は退院患者1,000人あたり7.7件だったのに対し，感染予防プログラムを展開した6カ月間で，退院1,000人あたり1.5件へと急激に減少した。ふたつの対照病棟での発生率は変化しなかった。

　これを言い換えれば，今を遡ること四半世紀以上も前に，効果的なクロストリジウム・ディフィシル対策を発見した病院があったということだ。しかし，その後数十年を経ても，クロストリジウム・ディフィシル感染症発生率は増え続けている。2000〜2009年の間に，病院感染事例は139,000例から336,000例へと増加した[2]。新しく出現した強毒株が北米およびヨーロッパで蔓延するにつれ，米国における死亡者数は高齢者施設と病院を含めて年間14,000人以上へと急増した。

　技術および社会適応上の理由から，クロストリジウム・ディフィシルに対する病院の取り組みは，十分な効果を発揮できずにいる。現在行われているクロストリジウム・ディフィシル感染症対策のベストプラクティスはあるが，それらを支持するランダム化されたゴールドスタンダードの研究が不足している。そのことを理由に，病院職員の中には，これらのベストプラクティスに基づいた質改善の介入に反対する者もいる。クロストリジウム・ディフィシル予防バンドルもまた，困難な行動変容を必要とする。クロストリジウム・ディフィシル感染症とカテーテル関連尿路感染（CAUTI）

はまったく異なる病態なのだが，適応上の側面では似通っている。本章では，これまでの章でCAUTIに関して述べてきた適応面へのアプローチが，クロストリジウム・ディフィシル予防にも適用できることを示していこう。

## ● クロストリジウム・ディフィシルの特徴

　クロストリジウム・ディフィシルは芽胞を形成し，糞便から外界に出てゆく。芽胞は，数カ月〜数年にわたって手や寝具の表面で生存可能で，たやすく空中に舞い上がり，飲食物にも付着する。ヒトの腸管内に再び入り込むと，芽胞は新たなクロストリジウム・ディフィシルとして成熟する。少数の菌が腸管に定着しただけでは通常は無症状であるが，菌数が多ければ感染症に至り，腹痛，腸管の炎症，下痢を引き起こす。一般に，クロストリジウム・ディフィシル感染症は，病院や高齢者施設でこの細菌に曝露し，広域抗菌薬が投与された人々に起こりやすい。これらの強力な抗菌薬は腸管内の正常細菌叢を一掃し，クロストリジウム・ディフィシルの増殖と感染を引き起こす。高齢はもうひとつの危険因子であり，65歳以上の高齢者では，それより若い人々と比較してリスクは10倍以上になる[3]。そして，一度感染すると，再発の可能性は20％に上がる。

　クロストリジウム・ディフィシルは，公衆衛生上の深刻な問題である。米国疾病対策センター（CDC）は，クロストリジウム・ディフィシル感染症例の75％が市中で発生していることを明らかにしたが，これらの大部分は最近まで入院していた人，外来患者，高齢者施設の入居者であった。クロストリジウム・ディフィシルの保菌者が，かつて考えられていたよりもはるかに重要な感染源であるかもしれないという懸念も増している。それは，保菌していても無症状の看護師や患者の孫が，抗菌薬治療中の患者と病室で一緒に過ごすだけでも，クロストリジウム・ディフィシル感染症の引き金となるかもしれないということだ。分子タイピングを用いた英国の研究によって，「大多数の症例で，クロストリジウム・ディフィシル感染症が他の症候性の患者から伝播したものではない」ことが実際に明らかにされている[4]。

　我々の250床のモデル病院において，経営および医療部門の幹部がクロストリジウム・ディフィシルに取り組むことを決断したのは，CAUTIへの取り組みにおいて直面したのと同じプレッシャーに対する反応からであった。病院の感染率はあまりにも高く，患者へのリスクは高まっていた。2013年，クロストリジウム・ディフィシル感染症は，一般公開のために公的医療保険（CMS）に報告すべき医療関連感染（HAI）のリストに追加され，高い感染率はマーケティング上の問題となった。財政上の直接

的な懸念もある。2015年，CAUTIに引き続き，院内獲得したクロストリジウム・ディフィシル感染症は，医療費が支払われないHAIに加えられることになった。クロストリジウム・ディフィシルに感染すると，平均在院日数は最少2.6から最大4.5日間延長し，1症例あたり病院に2,470～3,669ドルもの費用負担が生じると推定されている[5]。HAIのパフォーマンスが悪い病院に対するCMS総支払い金額を削減するプログラムの標的であるCAUTIやその他の感染症に，クロストリジウム・ディフィシル感染症が加えられる日はそう遠くないはずだ。

## ● クロストリジウム・ディフィシル予防バンドルの作成

モデル病院において経営層は，クロストリジウム・ディフィシル予防バンドルがCAUTIと同様に作成され，取り組みを実行するためにCAUTIのようなチームが形成されるべきだという見解を示した。しかし，チームのメンバー構成，取り組みの範囲，バンドルの構成要素には明らかな相違点がある。例えばCAUTIの場合，医療者は，より厳格になった膀胱留置カテーテルの適応基準に基づいてカテーテルの使用を制限し，医学的に不要なカテーテルは可能な限り早期抜去するよう求められた。クロストリジウム・ディフィシル予防の取り組みにおいて，To-doリスト上の最重要項目は，抗菌薬適正使用支援（antimicrobial stewardship）の強化であろう。不適切に使用されることも多い広域抗菌薬の投与中とその後1カ月の期間に，クロストリジウム・ディフィシル感染症のリスクは7～10倍増加する[2]。ロードアイランド州の高齢者施設における研究[6]では，患者の40％以上に不必要な抗菌薬が処方されていた。抗菌薬治療を受けた患者がいる183病院を対象にした最近の研究では，広域抗菌薬の使用を30％削減すると，クロストリジウム・ディフィシル感染症が26％減少すると推計している[7]。だがこれから見ていくように，抗菌薬の使用制限は，医師と看護師，あるいは患者とその家族にとって，常に望ましいものとは限らない（Box 9.1）。

## ● チームの組み立て

モデル病院において，クロストリジウム・ディフィシル予防チームはCAUTI予防チームのように多職種で構成され，病院管理者，プロジェクトマネジャー，推進役である医師および看護師，感染予防担当者，微生物検査技師を含む。しかし，このチームには，当初から加わっていなければならない重要なメンバーがいる。病室の清掃を調整する環境整備部門の管理者と，抗菌薬適正使用支援の鍵となる病棟薬剤師である。

## Box 9.1　Flanders & Saint[8]より改変

多くの薬剤と同様，抗菌薬は，患者に利益と害の両方を与え得る。ただし抗菌薬に特有な点は，クロストリジウム・ディフィシルの伝播や，過用による致命的な薬剤耐性菌の出現などにより，当事者以外にも害を与える可能性があることである。医師が細菌感染を疑う患者に（処方による利益の有無に関わらず）抗菌薬を処方する場合，患者が受けると推測される益と，患者および社会が受けると推測される害を秤にかけることが求められる[9]。この長期的対立の少なくとも一部は，ジョン・ロック（John Locke）とジャン＝ジャック・ルソー（Jean-Jacques Rousseau）の間でより長期にわたり繰り広げられた政治哲学論争が具現化したものだといえる。

本書の著者の一人が最近 JAMA Internal Medicine のエッセイ[8]に著したように，ロック（17世紀英国の哲学者，その理論はアメリカ建国の父に影響を与えた）は「自由で平等」な個人と，個人の判断と信念に基づく決定権の重要性を説いた。自身とその財産を守る最良の方法として，人々は国家を形成し，その結果一定の行動規範に従うことを受け入れる。自己利益のために人々は政府を形成するが，自己利益が最優先されなくなった時点で，政府を解体することがある。要するに，政府には主権がないのである。

ジャン＝ジャック・ルソーは18世紀ヨーロッパに影響を与えた哲学者で，「統一意志」（集団が共有している意志で，共通の関心事項を優先的に取り扱う）は個人の意志よりもはるかに重要であると説いた。著書『社会契約論』の中で，ルソーは次のように述べている。「……統一意志に従うことを拒む者は誰でも，その全身によってそうするよう強制される。これは，彼の自由がまさに強制されたものであることを意味している……」[10]。

病院において，医師が抗菌薬を処方すべきか考えるとき，社会の利と個人の利の間に日常的に対立が生じる。たいていは個人の利益が勝り，抗菌薬が処方される。これには，最終的に細菌感染症と診断された患者に対し，抗菌薬使用を差し控えたことで後悔したくないという，臨床医の強い欲求が反映されている[11]。そのため，この日常的な対立においては，ロックの主張した個人主義の方が支配的であるようだ。その結果，抗菌薬の過用は，ほとんど改善していない。

チームはまず，介入の範囲を決定する必要がある。CAUTIのプロジェクトチームは，規模の拡大前に，試験的な取り組みを実施し，それを改善するという慎重な道を選んだ。しかし，クロストリジウム・ディフィシル予防チームには，どうしてもプロジェクトを大々的に始めなければならない理由があった。抗菌薬適正使用支援は本質的に病院全体の責務であり，クロストリジウム・ディフィシル予防バンドルのいくつかの要素，例えば，特別な病室清掃手順なども，フルスケールで展開すれば，より効果的に実行することができるのだ。

クロストリジウム・ディフィシル予防を超えた様々な課題を取り扱う抗菌薬適正使用支援は，それ自体が質改善の取り組みである。プロジェクトチームは，抗菌薬処方に関する現在の病院の方針を吟味し，不十分であると判断した。病院疫学者と薬剤師がデザインした新しいプロトコルでは，第一選択薬が使用できない場合を除き，クロストリジウム・ディフィシル感染症のハイリスク患者に対する2種類のハイリスク広域抗菌薬の使用が制限された。経営層はこのプロトコルに賛同した。この指示はその後院内に広く周知され，介入期間中は時折リマインダーが発信された。

チームはまた，これら2種類の抗菌薬処方には病院疫学者または薬剤師の許可を要するという選択肢についても検討を行った。そして，より将来性のある手法が採用された。広域抗菌薬が処方された際，まずは薬剤師が患者カルテを確認し，その抗菌薬の使用が適切かどうか評価を行う。そして不適切な場合は，問題点について病院疫学者（感染症医でもある）が処方医と議論するため連絡をとることになった。

## ● 防衛策

モデル病院のクロストリジウム・ディフィシル予防バンドルでは，感染予防が破綻した場合，感染拡大を防ぐため医療者が防衛策を講じる重要性を強調している。すなわち，どのような患者の便であっても，取り扱う際には手袋を着用しなければならない。また，厳重な接触予防策（フルバリア・プリコーション）を遵守し，患者を訪問するすべての人が手袋とガウンを着用し，手袋を外した後は石鹸と流水による充分な手指衛生を行う必要がある（アルコール手指消毒薬は，クロストリジウム・ディフィシルに対して効果がないとする報告がある）。患者に使用する器材は共有しない。感染した患者は個室管理する。患者が退院後は，クロストリジウム・ディフィシルの芽胞を殺滅することが証明されている次亜塩素酸ナトリウム溶液で病室の消毒を行う。

CAUTIへの取り組みで尿路感染症の発生率を調査したときと同様に，介入前のベースラインとしてクロストリジウム・ディフィシル感染症の正確な発生率を算出

し，プロジェクト期間中は毎日モニターする。この過程の難しさは，無症候性保菌者でも検査が陽性となり得る点にある。検査結果は，患者の状況（下痢をしているか，最近の抗菌薬治療歴はあるか）と併せて判断しなければならない。臨床的な観点からは，速やかな感染症診断がきわめて重要で，そうすれば患者を隔離することができ，感染拡大を防ぐと同時に治療にとりかかることもできる。モデル病院ではこの過程について訓練を受けた看護師に権限を与え，医師の指示を待たずに水様便を検査室に送り，診断までの時間が短縮されるようにした。

実際の介入に先立ち，プロジェクトマネジャーは，クロストリジウム・ディフィシルの危険因子や伝播のしかた，感染予防と封じ込めのための予防バンドルの要点について，チームメンバーと病院全体が学ぶ機会を設けた。この際，対面学習とオンライン教育の両方が採用された。各チームメンバーの責任について協議する複数の会議も開催された。

チームメンバーはさらに，バンドルの一部に対して，医療者や病院スタッフが反対するかもしれない理由について注意喚起を受けた。プロジェクトマネジャーは，CAUTIへの介入時の抵抗勢力と同様に，提案された変更点を単に面倒だと感じる病院スタッフが出てくるだろうと警告した。例えば，清掃業者は不快な臭いがすることを理由に，漂白剤の使用に反対するかもしれない。医師は高いエビデンスレベルで支持される対策は受け入れるが，ガウンの着用義務のように裏づけにやや乏しい指示に慣慨するかもしれないし，中には自分の指示に対する批判を受け入れない者もいるだろう。一般に，医師は自分の指示に口出しされることを好まないものだからである。

バンドルでは，クロストリジウム・ディフィシル予防のための要求事項が並んだチェックリストを用いるが，実際に介入が始まると，患者カルテ上にこのリストが表示されるようプロジェクトマネジャーが手配している。バンドルに抵抗する医療者には注意喚起文書が発行され，バンドルに関連した事項を一覧にしたポスターが，臨床現場の目立つ場所に掲示される（表9.1）。

患者とその家族には，クロストリジウム・ディフィシル感染症とその取り組みについて説明を行い，発生と伝播防止のための協力を要請する。看護師や医師がバンドルの指示に従わない場合は，指摘することを奨励する。また，広域抗菌薬はクロストリジウム・ディフィシル感染症を容易に引き起こすため，主治医に広域抗菌薬の処方を依頼しないよう伝える。

介入前からプロジェクトメンバー間に良好なコミュニケーションがあれば，不可避かつ想定外のトラブルに対処することも可能である。プロジェクトマネジャーは，手袋やガウンのような物品に対する需要の急増や，業務量の増加で人手不足に陥ってい

第9章 クロストリジウム・ディフィシル対策

表9.1 クロストリジウム・ディフィシルチェックリスト（Abbettら[12]より改変）

クロストリジウム・ディフィシル感染症（CDI）チェックリスト
医療関連CDI発生率および死亡率減少のための介入

**予防チェックリスト**

■**MD，PA，NP，RNが患者のCDIを疑った場合**
医師，医師助手，ナース・プラクティショナー
- 「接触予防策プラス（Contact Precautions Plus）」開始
- クロストリジウム・ディフィシルトキシン検査の指示
- 必須ではない抗菌薬の中止
- 腸蠕動抑制薬をすべて中止

看護師
- クロストリジウム・ディフィシル診断のため便検体を採取
- 患者を個室に移動
- 病室のドアに「接触予防策プラス」の掲示
- 手袋とガウンが患者の部屋付近にあることを確認
- 病室内に患者専用の聴診器を配置
- 患者と接触した後は石鹸と流水で手洗いを行うよう，スタッフにリマインド

微生物検査技師
- クロストリジウム・ディフィシルトキシン陽性となった患者がいる病棟に連絡
- 検査陽性者の一覧を感染対策部門に毎日提出

感染対策担当者
- クロストリジウム・ディフィシル陽性の検査結果を毎日チェック
- クロストリジウム・ディフィシルトキシン陽性となった患者が個室管理され，病室のドアに「接触予防策プラス」の掲示があることを病棟に確認
- 患者がクロストリジウム・ディフィシル陽性となったことを病院の臨床情報システムないし紙カルテに表示
- 清掃担当者に「接触予防策プラス」が必要な患者であることを注意喚起

清掃業者
- 退院清掃に先立って，病室前の「接触予防策プラス」の掲示を確認
- 病室のドアに「接触予防策プラス」の掲示があった場合は，塩素系消毒薬を用いて病室を清掃
- 「接触予防策プラス」対応を実施した全患者の退院掃に，塩素系消毒薬が使用されたことを管理者に報告

**治療のチェックリスト**

■**MD，PA，NPが軽症のCDIと診断した場合** 次のすべてを満たす：下痢（1日6回未満），発熱なし，WBC<15,000，腹膜刺激症状なし，敗血症の徴候なし
医師，医師助手，ナース・プラクティショナー
- 経口メトロニダゾールの投与（500 mgを8時間毎）開始

表9.1 つづき

- 診断後 48～72 時間までに臨床的な改善が見られない場合，患者を中等症の CDI として治療
- 少なくとも計 14 日間，さらに症状軽快後少なくとも 10 日間は治療を継続

■ **MD, PA, NP が中等症の CDI と診断した場合** 次のうち少なくとも 1 項目を満たす：下痢（1 日 6～12 回），発熱 37.5～38.5℃，WBC 15,000～25,000，肉眼的かつ継続的な下部消化管出血

*医師，医師助手，ナース・プラクティショナー*
- 経口バンコマイシンの投与（250 mg を 6 時間毎）開始
- 48 時間後までに臨床的な改善が見られない場合，メトロニダゾールの静脈点滴注射（500 mg を 8 時間毎）を追加
- 感染症専門医への相談を考慮
- 腹部 CT スキャンの施行を考慮
- 少なくとも計 14 日間，さらに症状軽快後少なくとも 10 日間は治療を継続

■ **MD, PA, NP が重症の CDI と診断した場合** 次のうち少なくとも 1 項目を満たす：下痢（1 日 12 回を超える），発熱 38.5℃ 以上，WBC 25,000 以上，血行動態不安定，持続する著明な腹痛，腸閉塞，腸音の消失，敗血症の徴候，ICU での対応が必要な状態

*医師，医師助手，ナース・プラクティショナー*
- 直ちに感染症専門医に相談
- 直ちに一般外科医に相談
- 腹部 CT スキャンを施行
- 経口バンコマイシンの投与（250 mg を 6 時間毎）とメトロニダゾールの静脈点滴注射（500 mg を 6 時間毎）を開始
- 外科医に相談した結果により，バンコマイシンの注腸投与を考慮
- 外科医に結腸切除の必要性について評価を依頼

略語：MD＝医師，PA＝医師助手，NP＝ナース・プラクティショナー，RN＝看護師，WBC＝白血球，CT＝コンピューター断層撮影

る清掃業者への超過勤務手当に必要な資金を得るため，上層部の支援者に働きかけを行う。看護師は推進役の医師に対し，クロストリジウム・ディフィシル陽性患者の診察後に石鹸と流水で手を洗わず，普段使用しているアルコール手指消毒薬を使用する主治医と，膝を交えた意見交換の機会を設けるよう依頼する。

チームの感染予防担当者は，サーベイランスデータが定期的にチームメンバー，病院管理者や各部門に還元されており，データが介入への参加を促す原動力，また，感染対策の進捗を示す証拠として機能していることを確認する。

便の性状が正常化すれば，クロストリジウム・ディフィシル感染症の治療中であっても，一般的に患者は退院可能である。モデル病院では，患者は退院に先立って，自宅においてもバンドルの指示に従い，石鹸と流水での手洗いと塩素系浴槽洗剤の使用を継続するよう説明を受ける。

介入の間，患者集団の特性や，既存の病院方針と相いれないという理由で，バンドルの修正を余儀なくされる状況が起きていないか，チームリーダーは常に気を配っている。CAUTI型アプローチには，個々の病院に特異的なニーズや懸念事項に合わせて柔軟に対応する余地が残されている。

## ● 新しい治療法

クロストリジウム・ディフィシルに対し，多くの新しい治療法が研究されている。最も注目を集めているのは，再発性クロストリジウム・ディフィシル感染症の患者にドナーの便を投与する方法である。ある研究では，患者16人中13人は1回目の便投与後に下痢が止まり，残る3人のうち2人も，別のドナーから採取した2回目の便投与後に下痢が改善した[13]。研究者らは，毒素非産生のモノクローナル抗体を用いて毒素産生性クロストリジウム・ディフィシルに対する抵抗性を構築し，再燃を防ぐことにも成功している。ゆくゆくは，免疫療法がハイリスク患者におけるクロストリジウム・ディフィシル感染症予防のためのワクチン開発へと結びつくかもしれない。

次章では，病院感染の減少を目指して開発中の，技術と適応の両側面への新しいアプローチについて取り上げる。一方で，クロストリジウム・ディフィシルに特化した対策や一般的なHAI対策の多くは，今日もまだ大きな成果を出せていない。本章およびこれまでの章で述べた適応面へのアプローチを多種多様の疾病に応用することによって，著しい改善が得られると我々は信じている。

第10章

# 感染予防の未来

予測なんて大嫌いさ，特に未来については．

ヨギ・ベラ

　未来における医療関連感染（HAI）予防との戦いには，現代と同様に，適応面と技術面というふたつの重要な要素が存在する．先の章に続き，本章でもその両者について議論するが，我々が強調するのは適応面，すなわち行動変容の方だ．だからといって技術的な可能性を軽視しているわけではない．というのも，技術によってHAIという深刻な問題を有意に減らすことができるのだから．ただ，適応面に秘められた可能性のなかには，医療界がその気になれば直ちに実行可能なものがあるのに対し，技術の多くは実現に長い年月を要する．

　我々が最初に提案する方向性は，本質的には適応面に関するものであるが，同時に技術的な側面をも併せ持っている．すでに述べたように，我々は多くの病院職員との電話や現地調査によるインタビューを通じて，なぜある病院が他の病院に比べてカテーテル関連尿路感染（CAUTI），人工呼吸器関連肺炎（VAP），中心ライン関連血流感染（CLABSI）の減少に成功しているのかを明らかにしようとした．その過程で，各病院に共通する成功の阻害要因を多数明らかにしたが，その多くは質改善の取り組みに求められる適応性に関するものであった．我々は，さらに，各病院に共通する解決策をも見出した．理想的には，問題を抱える病院には個別相談の機会が与えられるとよいのだが，何百もの病院からの絶え間ない支援要請に応えるのは現実的ではない．そのため，我々は病院が抱える適応性に関する問題を明らかにし，対応できるようCAUTIに特化した「患者安全のためのガイド（Guide to Patient Safety：GPS）」を作成した．この問題解決システムは2部構成であり，CAUTIへの取り組みに関する自己診断の質問（ハイ・イイエで回答する14問）と，そこから導き出された，推奨される解決策から成る．

　CAUTI GPSの技術的側面は，これらの一連の質問と回答にウェブサイトwww.catheterout.orgからアクセス可能だという点である．これはアナーバー退役軍人ヘルスケアシステムとミシガン大学ヘルスケアシステムが主となり作成したものである．

我々はGPSが最終的には完全にウェブベースに移行し，ガイダンスが自動化されるとの見通しを持っている。また，GPSがやがてVAPやCLABSI，さらに転倒・転落やクロストリジウム・ディフィシルのような患者安全に関するあらゆる問題を包含し，質改善の取り組みの最中にある病院に加えて，これから着手する病院の助けになることを願っている。

それまでの間，www.catheterout.orgで，CAUTIに関するGPSを試してみることが可能だ。Box 10.1にGPSの質問票を掲載した。GPSは本書で提示した多くの資料の要約としても活用することができる。

---

**Box 10.1　患者安全のためのCAUTI予防ガイド（Saintら[1]を改変）**

1. あなたの施設には現在，CAUTI予防を目的とした機能的なチーム（あるいはワーキンググループ）がありますか。
   □はい　□いいえ

2. あなたの施設には，CAUTI予防活動を調整する役割を担う専従のプロジェクトマネジャーがいますか。
   □はい　□いいえ

3. あなたの施設には，CAUTI予防活動を効果的に推進する看護師がいますか。
   □はい　□いいえ

4. 病棟看護師は，カテーテルを留置している患者について，カテーテルの必要性を1日に1回以上評価していますか。
   □はい　□いいえ

5. カテーテルが不要になった場合は（医師に通知するか，プロトコルに基づいて抜去するなどの方法で）カテーテルが確実に抜去されるよう，病棟看護師が積極的に関与していますか。
   □はい　□いいえ

6. あなたの施設には，CAUTI予防活動を効果的に推進する医師がいますか。
   □はい　□いいえ

7. 医師は，CAUTI予防活動を十分に受け入れていますか。
   □はい　□いいえ

8. あなたの施設の上層部は，CAUTI予防活動を支援していますか。
   □はい　□いいえ

（つづく）

Box 10.1 （つづき）

9. あなたの施設では，現在CAUTI予防の介入を行っている病棟でCAUTI関連のデータ（例：カテーテル使用率，使用の適切性および感染率）を収集していますか。
   ☐はい ☐いいえ
10. あなたの施設では，定期的にCAUTI関連データ（例：カテーテル使用率，使用の適切性および感染率）を臨床現場のスタッフにフィードバックしていますか。
    ☐はい ☐いいえ
11. 次の障壁のいずれかを経験したことがありますか。
    A. 看護部門からの強い抵抗
       ☐はい ☐いいえ
    B. 医師部門からの強い抵抗
       ☐はい ☐いいえ
    C. 患者や家族がカテーテルの使用を要望
       ☐はい ☐いいえ
    D. 救急部門における適応のないカテーテル挿入
       ☐はい ☐いいえ

## ● 入院を回避する

　病院感染の増加に対する適切な対策のひとつは当然のことながら，慢性疾患を抱え，感染症に感受性のある患者の入院を避けることである。米国の公的医療保険（CMS）がこれに関する到達目標を設定したのは，心臓発作，うっ血性心不全，肺炎の患者の再入院率が予想よりも高かった病院への支払い金削減を始めた2012年のことである。このような患者の多くを在宅で診るように調整する病院や保険会社は増加している。医師と看護師が患者を毎日訪問し，必要に応じてX線や心臓超音波検査から酸素療法や抗菌薬の静脈点滴注射に至るまで，様々な診断と治療のための選択肢を在宅で使用することができる。在宅と入院で類似の患者を治療した際のコストを比較した研究では，入院に比べて在宅の医療費は19%少なく，治療効果は同等あるいは良好であったと報告されている[2]。

病院外の医療現場に，高齢者施設がある。これまで科学的な関心がほとんど払われてこなかった高齢者施設は，感染予防に関する重要な課題を抱えたままである。高齢の患者には通常，様々な泌尿生殖器系の疾患があるため，高齢者施設では，尿路感染はカテーテル挿入と同様に一般的である。脳卒中や糖尿病を背景とした尿路閉塞や排尿障害には膀胱留置カテーテルの使用を要する場合があるが，これが高齢者施設入居者の3分の1に尿感染を引き起こす要因のひとつとなっている[3]。さらに，尿検査で尿路感染が疑われる場合，抗菌薬が自動的に処方されることが頻繁に起きている[4]。患者が無症状で，無症候性細菌尿の大部分は抗菌薬治療を行う医学的理由がないにも関わらずである。このような行為は，医療費の増加だけでなく，薬剤耐性菌感染症の可能性を高めるだけである。

　高齢者施設のスタッフが無症候性感染と症候性感染とを区別するために使用できる広く知られたガイドラインがあるが，これらを活用するには通常，症状について患者に一連の質問をする必要があり，患者とのコミュニケーションの難しさがこのプロセスを困難なものにしている。また，患者の家族が時として，無症候性細菌尿を広域スペクトルの抗菌薬で治療するよう要求することがある。前章で論じたように，その先にはクロストリジウム・ディフィシル感染症が待ち受けている。質改善の取り組みには，膀胱留置カテーテルおよび抗菌薬の使用を減らすこと，そして無症候性細菌尿を治療しないことが必要なのである。

## ● 技術的な進歩

　我々はここで，病院感染予防のための最新の技術的なアプローチと理論に目を向けたいと思う。例を挙げると，米国医療疫学学会（Society for Healthcare Epidemiology of America：SHEA）は，衣服を介した感染症の伝播を減らすべく，医療者の着衣に関する新たな未来像を提唱した[5]。SHEAのガイドラインは，手術中を除き，スタッフは業務中に「肘から下はむき出し」となる半袖を着用し，腕時計やジュエリー，ネクタイは薬剤耐性菌で汚染されやすいことから，着用を控えるよう求めている。従来通り長袖の白衣を使用したい病院では，患者に触れる前に，白衣を脱いでフックにかけるようにする。

　これまで議論が重ねられてきたアプローチとして，銀や抗菌作用のある物質でコーティングされた医療器具の使用が挙げられる。これには，膀胱留置カテーテル，中心静脈カテーテルと気管チューブが含まれる。その有効性に関する科学的根拠は定まっておらず，CLABSIに対する予防効果は強く，VAPでは不明確，CAUTIに対しては

弱いとされている。2009年に，我々は400以上の病院の感染予防担当者を対象に全国調査を実施した[6]が，抗菌作用のある医療器具の有効性に関する科学的根拠と実際の使用パターンとの間には，ごく限られた関連しか認めなかった。抗菌膀胱留置カテーテルは45％の病院が，抗菌中心静脈カテーテルは33％の病院が，そして，銀コーティングされた気管チューブは5％の病院が定期的に使用していると報告した。

科学的な裏づけがないまま，これらの医療器具が広く用いられているのはなぜだろう。考えられる答えのひとつが我々の調査結果から明らかになった。それは，ある特定のHAIの予防のために抗菌作用のある医療器具を定期的に使用する病院では，そのような医療器具を他の種類の感染症対策のためにも使用する傾向にあるということである。病院で抗菌中心静脈カテーテルを使用している場合，抗菌膀胱留置カテーテルを使用しているオッズは約3倍に上がったのである[7]。

コーティングされた医療器具が汎用されるもうひとつの理由に，導入が簡単であること，すなわちコーティングされていないものからされたものへの変更が容易だということが挙げられるだろう。さらに，質改善の取り組みに関する我々の調査は，3つ目の解釈をも示唆する。病院の中には，質改善の取り組みにおける適応面の課題を技術面でカバーしようと，医療器具にかかる余計なコストを喜んで支払うところがある。問題は，医療器具自体は，病院感染の大部分を防ぐために必要な行動変容をもたらすことができないということだ。

銅には強力な抗菌作用があり，銅コーティングされた表面では，細菌数が2時間で99.9％減少することが証明されている。ある病院の研究[8]では，ドアのプレートや水道レバーのような高頻度接触環境表面を銅にすることで，汚染が大幅に減少した。外来クリニックで行われた別の研究[9]では，銅のハロー効果が明らかになった。採血用椅子に取りつけられた銅製のトレイとアームは，非銅製のトレイとアームに比べて細菌数を90％減少させただけでなく，付属する椅子の布表面の汚染も70％減少させたのだ。では，なぜ病院では銅製品を採用しないのか。それは主に，他の素材と比較してコストが高いことによる。また，銅の抗菌力は証明されているものの，HAIのリスクを低下させるという臨床データは示されていない。環境表面に存在する細菌を殺すことが，ヒトの感染症を減らすことにつながるとは限らない。第3の制限要因もある。銅が抗菌作用を発揮するには時間がかかるため，トイレの便座のように汚染が頻繁あるいは汚染の程度が高い表面を銅でコーティングしても，それほど効果的ではないのだ[8]。

感染予防が強調された結果，環境消毒分野の発明が急増したが，これには病院の環境が薬剤耐性菌の伝播に重要な役割を果たしているという科学的な合意が得られたこ

とが，大きく寄与している。環境消毒のための新しい医療器具には，紫外線の自動発生装置や，室内に清浄化ガスを送り込む様々な装置などがある。オゾンと過酸化水素を含む蒸気を密閉した室内に放出するカナダのシステム[10]で試験したところ，MRSAで汚染された複数の病室内で，100％の微生物殺菌率を達成した。この蒸気の組成は，自然界を模倣している。ヒトの免疫系は，細菌との戦いの際，オゾンと過酸化水素の混合物を生成するからだ。

　感染予防の適応面に影響を与え得る，比較的単純な装置をミシガン大学が開発している。これを活用するには，患者に一時的に挿入するあらゆる器具に，マイクロチップを搭載する必要がある。このマイクロチップは，病床上部に設置された緑，黄，赤色のライトと連動し，その患者に行う必要がある対策に応じて設定される。例えば，膀胱留置カテーテルを24時間以内に抜去しなければならない場合，24時間の期限が切れるまで緑のライトが点灯し，次いで黄色のライトが点灯して，ついには赤のライトに変わるといった具合だ。各マイクロチップには固有の周波数があるため，仮に一人の患者に2本のカテーテル（例えば，膀胱留置カテーテルと中心静脈カテーテル）が挿入されている場合でも，2組のライトの信号が交錯しないようになっている。この医療器具は，医師や看護師が患者カルテ上の指示やポケットベルに貼られたリマインダーを無視することはあっても，目に入るライトの光を無視し続けるのは困難だということを前提としている。

## ● 薬剤耐性菌との戦い

　今日，感染予防のために費やされる労力の多くは，MRSAやカルバペネム耐性腸内細菌科細菌（carbapenem-resistant *Enterobacteriaceae*：CRE）のような薬剤耐性菌に集中している。これらの細菌が引き起こす感染症は，現在使用可能な抗菌薬で治療することがますます困難になっているためだ。例えば，研究者らは，薬剤耐性菌感染症の患者にターゲットを絞った新たな抗菌薬を開発中であるが，その支援者らは，連邦政府に対して，追加の財政支援に加え，従来の大規模で長期にわたる臨床試験を経ずに新薬を承認するための，限定的な経路を設けることを要求している。

　モノクローナル抗体は，健常な組織を損傷することなく疾患細胞を破壊するように，実験室で産生された抗体である。癌や関節リウマチの治療や移植後の拒絶反応を予防するために長期にわたり使用されてきたもので，2012年の売上高は全世界で500億ドルを超える[11]。今や科学者たちは，MRSAやCREを含む薬剤耐性菌感染症との戦いにおいて，このような人工抗体の使用を模索している。モノクローナル抗体の中に

は,黄色ブドウ球菌の増殖を妨げるものがあり,食細胞(異物やゴミを摂取する細胞)により細菌を破壊するために免疫系を活性化する。薬剤耐性菌の生存に必要な分子を攻撃するモノクローナル抗体もあるが,これは,細菌が変異により新たな抗菌薬への耐性を獲得する可能性を減らす戦略である。ある研究グループは,整形外科インプラント周囲の骨をMRSAの侵食から守るための抗体ワクチンを開発した。このワクチンは,細菌の増殖に必要な蛋白質を標的としている[12]。

細菌自体には作用しないが,細菌感染に対する生体の反応を減弱させたり,人体への細菌の侵入を阻んだりする薬剤の研究も行われている。皮膚の常在細菌叢は,人体がもつMRSA防御の第一線であることが判明している。そのため,プロバイオティクス(健康上の利益をもたらす可能性がある微生物)の経口投与により,鼻腔や腸管内の黄色ブドウ球菌数が減少するか調査している科学者もいる。プロバイオティクスはCRE治療薬としての可能性も想定されている。

科学者らは,感染症をより早く,より正確に診断する方法を模索している。そのような進歩が,抗菌薬使用のタイミングや必要性に関する判断を助けることになるかもしれない。表に現れる臨床症状だけに頼らず,生体が感染症に反応する際に放出されるバイオマーカーの測定を行う研究者もいる。

例えば,高濃度の血清プロカルシトニン値は,生命を脅かす尿路性敗血症のような感染症のサインととらえられる可能性がある。ある研究[13]では,血清プロカルシトニン濃度が高い群の全患者に重症尿路性敗血症を認め,従来の方法よりも迅速に診断できることが示された。

研究者らは,抗菌薬使用を削減する新たな理由も示している。彼らの研究は,家畜や家禽の成長促進に活用される抗菌薬は,ヒトに対しても同様の効果をもたらすのではないかという疑いを生じさせた。彼らが言うには,抗菌薬は米国で蔓延する肥満の一端を担っている可能性があるらしい[14]。

カテーテルや人工呼吸器を不要にする新しい薬物輸送システムは,未来の感染予防に重要な役割を果たすかもしれない。例えばナノ医療により,体内の深部にある感染部位で,確実に抗菌薬を放出することが可能になる。ナノマシンが体内の動脈を結紮し,縫合ができることはすでに動物実験で実証ずみだ。

## ● 患者と医療提供者:変わりつつある関係

感染予防を含む医療の未来において,最も重要かつ困難な側面は,患者と医療者の関係にあると言える。その関係は長きにわたり対等ではなく,看護師と,とりわけ医

師が優位を保ってきた。特に病院という場においてはそれが顕著であり，患者が脆弱で，依存性の高い立場に置かれる傾向にある。診断と治療の選択肢が新しい技術とともに増加し，患者が容易に医療情報にアクセスできるようになるにつれ，この関係に変化が生じ始めた。患者は，職場の健康増進プログラムで自身の健康を管理し，テレビの医療番組から学び，インターネットで健康問題を検索している。電子カルテを用いる病院の中には，患者が自らの医療記録にアクセスし，担当医と直接通信できるところもある。今や健康に関する重要な議論は，職員食堂や，学校，市民センターで行われているのだ。それと同時に，公共機関や医療機関は，患者のエンパワメントのために医師・患者間の協力関係を求めている。

今日我々が目にするのは，オランダの社会心理学者であるヘールト・ホフステード（Geert Hofstede）の理論をある程度裏づける出来事である。彼は，男性らしさと女性らしさ，放縦と抑制といったいくつかの価値観により，国ごとにどのような違いが生じるのか研究を行った。研究された価値観のひとつは，社会的弱者が権力格差，つまり現状をどの程度受け入れているかであった。ホフステードのいわゆる「権力格差指標（Power Distance Index）」をみると，ロシアは93という高得点を獲得し，格差受け入れの程度が高いことを示していたが，英国，スイス，オーストラリア，米国，カナダのスコアは35～40であった。スコアの低い国の国民は，「権力格差をなくそうと努力する」とホフステードは述べている。

日本のような権力格差指標の高い国で感染予防に携わる米国人医師は，医療の権威に対する日本の患者の態度と，米国の患者の態度の違いにすぐ気づくだろう。研究によると，今日の米国では，患者と医療者の双方が，治療に患者と家族が深く関与することを望んでいる。どちらも患者の参画によって一般的に病院の安全性が向上し，医療の結果が改善すると信じているのだ。しかし，研究では両者がその参画に制限を設ける傾向があることも示されている。

医師が自分の患者に様々な治療の選択肢を説明するのは当然なのだが，最終的な治療法の決定を患者に委ねたいと思っている医師はわずかしかいない。これまでの章で，不要な膀胱留置カテーテルを抜去しようとする医療者に対し，患者とその家族が感染リスクや術後のリハビリテーションの遅れよりもカテーテルの利便性の方が重要だと主張し，医療者の努力を困難なものにしていると述べた。患者は，自身の医療を自己支配するほどの訓練や経験は身につけていない。実際に，研究では，彼らがそうしたいと切望しているわけではないことも示されている。

診断と治療の様々な側面について，情報を得たいと考える患者は増えている。その多くは，自分の体調と病院で受けるケアの両方を，さらに積極的にモニタリングした

いと考えている。だが，彼らは，自分で治療の選択肢の中から決定を下したり，医療者と対決しなければならない場面では，エンパワメントから後ずさりする傾向がある。いくつかの研究で，自身に直接触れようとする医療者に対し「あなたは手を洗いましたか」と尋ねるよう患者を促したところ，大多数がためらったという。ある研究[15]によると，医療者との対決をいとわない患者群では，手洗い率が50％増加したという。このとき，参加した患者全員が看護師には質問できたが，医師には35％しか質問できなかった。

　患者のエンパワメントの動きは比較的新しい現象であり，その効果に関する科学的根拠は乏しい。だが，勢いは加速している。将来的には，患者は自身のためにさらに積極的になり，多くの質問を投げかけ，躊躇せずに意見を述べるようになり，医師や看護師は，そのような患者に自然に対応できるようになるに違いない。また，より多くの医療者が標準化されたアプローチを超えて，特有のニーズを持つ独立した個人として各患者を理解し，治療により多くの時間と努力を払うようになると予想する。

　患者との関わりを推進するのは，患者自身だけとは限らない。様々な公共機関や民間団体が取り組みを始めている。比較的最近の例として「賢い選択（Choosing Wisely）」キャンペーンがある。この取り組みは，もともと全米医師連盟（National Physicians Alliance）が創設し，米国内科医学委員会（American Board of Internal Medicine：ABIM）が創設した財団に引き継がれ，そこにコンシューマー・レポート（Consumer Reports）が加わった。本団体が掲げるキャンペーンの目標は次の通りである。

　「賢い選択」は，患者が以下のようなケアを選択できるよう支援することによって，医師・患者間のコミュニケーションを推進することを目標としている。

- 科学的根拠で支持されている
- すでに受けた検査や処置が繰り返されていない
- 危害を与えることがない
- 本当に必要である

　このキャンペーンは，医学の主要な専門領域を代表する国家機関に対し，「医師と患者が疑義を呈すべき」日常的に行われる5つの検査・処置の一覧を提出するよう求めた。成人の「病院医療」カテゴリーにおける最初の項目が「失禁，利便性および非重症患者の尿量測定を理由に膀胱留置カテーテルを挿入また留置してはならない」となっているのは，偶然の産物ではない。米国総合内科学会（Society of General Internal

Medicine）は，「賢い選択」用のリストにさらに，よく指示されるが常に必要とはいえない5つの検査や処置からなる独自のリストを付け加えた。このリストの5番目の項目もお馴染みの「患者や医療者の利便性のために，末梢挿入型中心カテーテル（PICC）を挿入また留置してはならない」となっている。これらのリストは全国に拡散し，推進されており，コンシューマー・レポートは，患者が医療者と話をする際に役立つ，わかりやすい資料集を作成している。

　医療者側にも心構えが必要である。現代の医師や看護師は，日常生活だけでなく，患者との相互作用においても，しばしば非常に惰性的である。彼らの頭の中は下すべき決定，折り返すべき電話，不明確な診断でいっぱいである。こうした精神的なマルチタスク処理はもちろん人間の普遍的性質ではあるが，容赦なく増え続ける仕事の重圧により，近年は医療者間で以前より頻繁に見られるようになっている。ある研究[16]によれば，米国の医師の46%が燃え尽き症候群の症状をひとつ以上報告していた。医療者は時として，患者の話を片方の耳で聞き，何かをしながら他のことを考え，応答するのではなく反応しているのである。

## ● マインドフルネスの可能性

　ストレスを和らげ，惰性から脱却するために，マインドフルネスを実践する医療者が増えている。マインドフルネスとは，自身の生活や患者と完全に向き合い，集中する能力のことである。その起源は仏教の瞑想にあり，その主眼は心の過程に置かれている。ヨガと仏教の教えが融和し，現代の俗世に現れたこのマインドフルネスは，ジョン・カバット-ジン（Jon Kabat-Zinn）が一部を開発したものである。彼のバックグラウンドは分子生物学であり，マサチューセッツ大学医学部の医学・ヘルスケア・社会におけるマインドフルネスセンター（Center for Mindfulness in Medicine, Health Care, and Society）の設立者また理事長でもある。彼のマインドフルネス瞑想の講義は，世界中の医療センターで開催されている。

　これらの講義に参加する医療者は，すべてのもの，すべての患者をまったく初めて見るかのような初心に到達する方法を学ぶ。そして，今この瞬間の自分自身を観察する方法を学ぶ。患者にとっての受診の全体状況を考慮しているか。患者が自分の症状や感情を説明するのに充分な機会を与えているか。目の前の患者のニーズに完全に集中し，他の考え事や心配事で気が散ったり，決まりきった自身のノウハウに陥るのを避けようとしているか。

　医療現場におけるマインドフルネスの効果に関する研究は少ないが，おおむね肯定

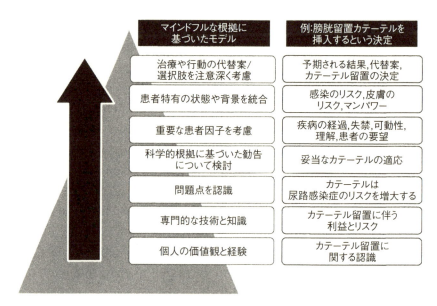

図10.1 マインドフルな根拠に基づく実践（Kiyoshi-Teoら[19]より引用）

的な結果が報告されている。ある論文[17]では、医師、ナース・プラクティショナー、医師助手のグループに同じ筆記試験を受けさせ、マインドフルネスのレベルを推測した。その後、患者と面会時の会話が録音され、患者には面接時の医療者を評価するよう求めた。マインドフルネスの得点が高かった者は、患者中心のコミュニケーションパターンを示すことが多く、感情の傾向もより肯定的であった。そして、患者の満足度も高かった。

医療界においてマインドフルネスの広がりを阻むのは時間である。講習会の開催期間は、通常1週間から週1日を8週までと幅がある。しかしながら、簡略化したマインドフルネス講習会（週末に1回と、夕方に2回のセッションのみ）を受けた医師を対象にした研究[18]では、開催期間の長いクラスと同様の成果が得られた。医師は、不安になることも気持ちが沈むことも少なく、約1年後もその状態が続いた。

患者安全と臨床実践を改善するために、マインドフルネスの様々な側面が応用されている。例えば、この瞬間の気づき（present-moment awareness）は、プライマリケアにおいて用いられており、認知バイアスをマインドフルに制御することが誤診を減らす手段として示唆されている。我々は、「マインドフルな根拠に基づく実践（mindful evidence-based practice）」という概念的なアプローチを開発した。医療者の思考

過程にマインドフルな焦点を当てることが，感染予防の取り組みにおいても有用だと考えており，この概念を表すモデルを作成した（図10.1）。このモデルでは，マインドフルな実践が，医療者の個人的価値観や経験から，患者の問題への気づきを経て，治療の選択肢について注意深く考えるところまで変化する認知プロセスとして描かれている。また，このモデルには臨床への適用，すなわち，膀胱留置カテーテルの必要性を決定するための，経験に基づいたマインドフルな認知過程が含まれている。

本章で我々は，来たるべき数十年後の感染予防分野の姿について，いくつかの考えを大胆に示した。経営学の偉大な第一人者ピーター・ドラッカーはかつて，「未来を予測することは，夜中の田舎道をライトなしにリアウインドウから外を見ながら運転するようなものだ」と述べている。現在開発段階にある数多くの技術革新にほんのわずか触れたに過ぎないことは承知している。だが，特に適応面の未来についてここで述べたことは，少なくとも我々の希望であり，期待でもあるのだ。

我々の希望を表すものではないため言及しなかったが，未来の医療で不可避だと思われるのが，IBMのワトソン・コンピューターである。IBMによれば，ワトソンは医師を含む人間よりも莫大な量のデータを取り込み分析できるため，医学的な診断を始める準備が整ったところだという。患者を前にしたコンピューターは，蓄積された査読済みの関連医学情報を，最新の知見をも含めてすべて呼び出すことができる。これは人間の医師にはとうてい真似することができない。ある研究[20]では，この能力によってワトソンは90％の精度で肺癌を診断することが可能だったが，人間の医師では50％に過ぎなかった。正しい診断を導き出すことにより，コンピューターは医療費を大幅に削減する手段として注目を集めている。

おそらく，今後10～20年以内に，ワトソンとロボットとの組み合わせが，中心ラインや膀胱留置カテーテルの挿入および抜去を決定するようになり，言葉が実行に移されることになるだろう。だが，このような器械が患者と交流する場面を想像するのは難しい。患者のエンパワメントが発揮される余地は少なそうであるし，今のところ人間がもつ共感や直感といった能力を器械は習得しそうにない。

実際のところ，今日あるいくつかの病院感染の問題を解決する鍵は，技術面にではなく，人間の次元にある。我々には，これらの感染症に立ち向かうためのベストプラクティスを，普遍的な臨床上のプラクティスにする方法を見出す必要があり，そのため従うべきモデルも必要だ。先の章で，我々はCAUTIを例に挙げて，こうした適応面のモデルを提示した。CAUTIは，ICUから高齢者施設に至る医療システムのあらゆる患者，そして，看護師から微生物検査技師に至るまで幅広い医療職種に影響を与えるため，CAUTIモデルの適応範囲は広い。さらに，このモデルは，クロストリジ

ウム・ディフィシルをはじめとする他の感染症予防にとどまらず，転倒・転落や褥瘡のような他の問題にも応用することができる。

　最後に，我々のこの旅に参加いただいたことに，感謝の気持ちを申し上げたい。ここで読まれた内容が，HAIに立ち向かう読者の前進の一助となったのなら，我々の使命は達成されたと言っていいだろう。

# 参考文献

## ● 第1章

### さらに理解を深めるために

Cardo, D., Dennehy, P. H., Halverson, P., Fishman, N., Kohn, M., Murphy, C. L., ... HAI Elimination White Paper Writing Group. (2010). Moving toward elimination of healthcare-associated infections: A call to action. *American Journal of Infection Control*, 38(9), 671-675.

2010年，協働行動への参加が呼びかけられ，多数の専門学会やCDCを含む政府機関が病院関連感染の撲滅を計画した。本論文では，感染予防の中心をなす，基本的な論点が次のように整理されている。(a) 科学的根拠に基づいた実践の遵守，(b) インセンティブの連鎖，(c) 基礎的かつ実践への適用が可能な，疫学的研究を通じた革新，(d) 感染予防への取り組みと改善を計測するためのデータ。

Pronovost, P., Needham, D., Berenholtz, S., Sinopoli, D., Chu, H., Cosgrove, S., ... Goeschel, C. (2006). An intervention to decrease catheter-related bloodstream infections in the ICU. *New England Journal of Medicine*, 355(26), 2725-2732.

ミシガン州の103のICUを対象としたコホート研究において，Pronovostらは，科学的根拠に基づいた介入によりカテーテル関連血流感染の発生がベースラインの1,000カテーテル使用日数あたり2.7から，介入から3カ月後には0にまで減少し，16～18カ月間のフォローアップ期間で，平均感染率はベースラインの1,000カテーテル使用日数あたり7.7から1.4へと低下したことを報告した。

Saint, S., Howell, J. D., & Krein, S. L. (2010). Implementation science: How to jump start infection prevention. *Infection Control and Hospital Epidemiology*, 31(Suppl. 1), S14-S17.

感染予防の科学的根拠を実践に適用するための概念的な枠組みや鍵となる戦略を提示しながら，著者らは実践適応科学の模範例として感染予防の研究を行っている。

Saint, S., Meddings, J. A., Calfee, D. P., Kowalski, C. P., & Krein, S. L. (2009). Catheter-associated urinary tract infection and the Medicare rule changes. *Annals of Internal Medicine*, 150, 877-885.

本論文は，2008年における公的医療保険（CMS）によるCAUTIに対する診療報酬制度の変更について検討している。著者らはCAUTI予防と制度変更の概要に加え，その結果と現場への影響，病院のための次のステップを提示している。

Saint, S., Olmsted, R. N., Fakih, M. G., Kowalski, C. P., Watson, S. R., Sales, A. E., & Krein, S. L. (2009). Translating health care-associated urinary tract infection prevention research into practice via the bladder bundle. *Joint Commission Journal on Quality and Patient Safety*, 35(9), 449-455.

本論文で，著者らはミシガン州における「膀胱留置カテーテルバンドル」の取り組みの概要を示している。この取り組みでは，明らかな挿入の適応がない患者に対する継続的アセスメントと可及的早期のカテーテル抜去を強調し，膀胱留置カテーテル使用の最適化をカテーテル関連尿路感染予防の中心に据えている。著者らの観察によると，臨床でのプラクティスを変化させるためには科学的根拠を周知するだけではしばしば不充分であり，科学的な知見を実行に移す方法を学習することが，質の高いケアと安全な医療環境を推進するためにきわめて重要であることを示唆されている。

### 参考文献

1. Harbath, S., Sax, H., & Gastmeier, P. (2003). The preventable proportion of nosocomial infections: An overview of published reports. *Journal of Hospital Infection*, 54(4), 258-266.
2. Umscheid, C. A., Mitchell, M. D., Doshi, J. A., Agarwal, R., Williams, K., & Brennan, P. J. (2011). Estimating the proportion of healthcare-associated infections that are reasonably preventable and the related mortality and costs. *Infection Control and Hospital Epidemiology*, 2(2), 101-114.
3. Magill, S. S., Edwards, J. R., Bamberg, W., Beldavs, Z. G., Dumyati, G., Kainer, M. A., ... Fridkin, S. K. (2014). Multistate point-prevalence survey of health care-associated infections. *New England Journal of Medicine*, 370 (13), 1198-1208.
4. Scott, R. D. II. (2009). The direct medical costs of healthcare-associated infections in U.S. hospitals and the benefits of prevention. (Publication number CS200891-A). Atlanta, GA: Centers for Disease Control and Prevention. Retrieved from http://www.cdc.gov/hai/pdfs/hai/scott_costpaper.pdf.
5. Stone, P. W., Pogorzelska-Maziarz, M., Herzig, C. T. A., Weiner, L. M., Furuya, E. Y., Dick, A., & Larson, E. (2014). State of infection prevention in US hospitals enrolled in the National Health and Safety Network. *American Journal of Infection Control*, 42(2), 94-99.
6. Michigan Health & Hospital Association Patient Safety and Quality. (2012). *Annual Report 2012*. Retrieved from http://www.mhakeystonecenter.org/documents/2012psqreport.pdf

## ● 第2章

### さらに理解を深めるために

Burke, J. P. (2003). Infection control—a problem for patient safety. *New England Journal of Medicine*, 348(7), 651-656.

本論文でBurkeは，感染管理における主要な問題，それらの問題点を解決するアプローチ，モデルとしての米国疾病対策センター（CDC）の全米病院感染サーベイランス（NNIS）システム（現在の全米医療安全ネットワーク〈NHSN〉システム

の前身）の役割，患者安全の推進を目的とした感染管理への継続的な取り組みと革新の必要性について論じている。これは感染予防および管理を患者安全に結びつけた，最初の論文の1つである。

Hollingsworth, J. M., Rogers, M. A., Krein, S. L., Hickner, A., Kuhn, L., Cheng, A., . . . Saint, S. (2013). Determining the noninfectious complications of indwelling urethral catheters: A systematic review and meta-analysis. *Annals of Internal Medicine, 159*(6), 401–410.

このシステマティック・レビューとメタアナリシスで，Hollingsworthらは37の研究（患者2,868名）をまとめ，カテーテル挿入後の非感染性合併症の頻度を算出した。多くの非感染性カテーテル関連合併症（尿もれ，尿道狭窄，肉眼的血尿）は，少なくとも臨床的に重要な尿路感染症と同等によく見られると結論づけている。この結果から，予防活動の目的にはCAUTIのみならず，これらの合併症についての考慮も重要であることが示唆される。

Saint, S., Kowalski, C. P., Kaufman, S. R., Hofer, T. P., Kauffman, C. A., Olmsted, R. N., & Krein, S. L. (2008). Preventing hospital-acquired urinary tract infection the United States: A national study. *Clinical Infectious Diseases, 46*(2), 243–250.

この全国的調査で，著者らは600の非VA（米国退役軍人省）病院および119のVA病院において，医療関連尿路感染症（UTI）を予防するため現在実施されているプラクティスについて理解を深めるための調査を行った。その結果，56％の病院にはカテーテルを挿入している患者をモニターするシステムがなく，74％ではカテーテル挿入期間をモニターしていなかった。全体としてみると，医療関連UTI予防のために広く用いられている戦略（膀胱エコー，カテーテルリマインダー，コンドームカテーテルなど）もなかった。この結果は，カテーテルとその後のUTIには強い関連があると認識されているにも関わらず，カテーテル関連合併症の防止のため科学的根拠に基づいた多くのプラクティスが実行されていないことを示唆している。

Saint, S., Lipsky, B. A., & Goold, S. D. (2002). Indwelling urinary catheters: A one-point restraint? *Annals of Internal Medicine, 137*(2), 125–127.

この論説で著者らは，その有害な作用について事象が明らかな科学的根拠があるにも関わらず，しばしば不当かつ長期的留置される尿道カテーテルの使用について論じている。10年以上も前に「4点（四肢）」抑制について，安全性と倫理的側面において重大な懸念が指摘されているが，これと同じく「1点抑制」とでも呼ぶべき無用な抑制が患者に与える影響について議論し，身体抑制を減らす努力から得た教訓が，膀胱留置カテーテルの使用を減らす戦略の一助になりうることを示した。

Umscheid, C. A., Mitchell, M. D., Doshi, J. A., Agarwal, R., Williams, K., & Brennan, P. J. (2011). Estimating the proportion of healthcare-associated infections that are reasonably preventable and the related mortality and costs. *Infection Control and Hospital Epidemiology, 32*(2), 101–114.

本研究でUmscheidらは，HAIを減らすための介入による，中心ライン関連血流感染（CLABSI），カテーテル関連尿路感染（CAUTI），手術部位感染（SSI），人工呼吸器関連肺炎（VAP）の予防可能性を推定するため，HAIを低減するための介入と全国データを用いてシステマティック・レビューを行った。その結果，CLABSIおよびCAUTI例の65～70％，VAPおよびSSI例の55％が，現在の科学的根拠に基づいた戦略により予防可能であることがわかった。以上より，100％は達成できないにしても，科学的根拠に基づいた戦略を包括的に実施することで，何十万という感染を予防し，何万という生命を救い，何十億ドルという経費を削減できることが示唆された。

### 参考文献

1. Saint, S., Meddings, J. A., Calfee, D. P., Kowalski, C. P., & Krein, S. L. (2009). Catheter-associated urinary tract infection and the Medicare rule changes. *Annals of Internal Medicine, 150*, 877–885.
2. Lee, G. M., Hartmann, C. W., Graham, D., Kassler, W., Dutta-Linn, M., Krein, S., . . . Jha, A. (2012). Perceived impact of the Medicare policy to adjust payment for health care-associated infections. *American Journal of Infection Control, 40*(4), 314–319.
3. Saint, S., Olmsted, R. N., Fakih, M. G., Kowalski, C. P., Watson, S. R., Sales, A. E., & Krein, S. L. (2009). Translating health care-associated urinary tract infection prevention research into practice via the bladder bundle. *Joint Commission Journal on Quality and Patient Safety, 35*(9), 449–455.
4. Hartocollis, A. (May 29, 2013). With money at risk, hospitals push staff to wash hands. *New York Times*, p. A18.

## ● 第3章

### さらに理解を深めるために

Gawande, A. (December 10, 2007). The checklist: If something so simple can transform intensive care, what else can it do? *New Yorker, 10*, 86–101.

魅力的かつ示唆に富むやり方で，GawandeはICUとそのスタッフが直面する現代的な課題について論じている。Peter Pronovost（MD, PhD）の研究と，彼がジョン・ホプキンス病院から始めて後年ミシガン州全域にまで広めた中心ライン感染予防チェックリストの成果を例に用いながら，Gawandeは，エラーを呼び込む機会が多い，最重症患者のケアの複雑性について探求している。

Gould, C. V., Umscheid, C. A., Agarwal, R. K., Kuntz, G., Pegues, D. A., & Healthcare Infection Control Practices Advisory Committee. (2010). Guidelines for prevention of catheter-associated urinary tract infections 2009. *Infection Control and Hospital Epidemiology, 31*(4), 319–326.

このガイドラインは，原型となった1981年の「CAUTI予防のためのCDCガイドライン」の内

容をアップデートするとともに拡大している。「HICPAC ガイドライン」と呼ばれることもあるこの版では，膀胱留置カテーテルの適切な使用と不適切な使用の例が示されており，これは現存する中で最良のエビデンスを用いた対象限定システマティック・レビューに基づいて作成されたものである。ただし，最終的な使用基準は主として専門家の統一見解に基づいている。

Lo, E., Nicolle, L., Coffin, S. E., Gould, C., Maragakis, I., Meddings, J., ... Yokoe, D. S. (2014). Strategies to prevent catheter-associated urinary tract infections in acute care hospitals. *Infection Control and Hospital Epidemiology*, 35(5), 464–479.

この要約で著者らは，急性期病院でCAUTIを予防するための実践的な勧告をハイライトしている。CAUTIの発見，予防そして評価指標に関するレビューが最新の科学的根拠に基づき簡潔なフォーマットで提示されている。

Marschall, J., Mermel, L. A., Fakih, M., Hadaway, L., Kallen, A., O'Grady, N. P., ... Yokoe, D. S. (2014). Strategies to prevent central line-associated bloodstream infections in acute care hospitals. *Infection Control and Hospital Epidemiology*, 35(7), 753–771.

CAUTIの要約と同様に，著者らは，急性期病院におけるCLABSI予防のためのガイドラインを改訂した。CLABSIの発見，予防そして実践の評価指標に関するレビューが最新の科学的根拠に基づき簡潔なフォーマットで提示されている。

O'Grady, N. P., Alexander, M., Burns, L. A., Dellinger, E. P., Garland, J., Heard, S. O., ... the Healthcare Infection Control Practices Advisory Committee. (2011). Summary of recommendations: Guidelines for the prevention of intravascular catheter-related infections. *Clinical Infectious Diseases*, 52(9), 1087–1099.

学際的なワーキンググループが15以上の専門学会と協働して作成したこの報告書は，2002年の血管内留置カテーテルに関するCDCガイドラインの改訂版である。個々の勧告は，現存する科学的データ，理論的根拠，適用可能性，経済効果の強さに基づいて分類化されている

Pittet, D., Hugonnet, S., Harbarth, S., Mourouga, P., Sauvan, V., Touvenеau, S., & Perneger, T.V. (2000). Effectiveness of a hospital-wide programme to improve compliance with hand hygiene. *The Lancet*, 356(9238), 1307–1312.

この観察研究においてPittetらは，スイスのジュネーブにある教育病院で手指衛生キャンペーンを展開し，キャンペーン前と期間中とで日常的な患者ケアの際の手指衛生遵守率を比較した。その結果，遵守率は1994年の48%から1997年の66%へと改善（p＜0.001）がみられ，病院感染全体が減少（有病率は1994年の16.9%から1998年の9.9%に減少，p＝0.04）したのをはじめ，MRSAの伝播率が減少（10,000患者日数あたり2.16エピソードから0.93エピソードに減少，p＜0.001）し，アルコール性手指消毒薬の消費量が1993～1998年の間で1,000患者日数あたり3.5リットルから15.4リットルに増加（p＜0.001）した。

Rotter, M. L. (1998). Semmelweis' sesquicentennial: A little noted anniversary of handwashing. *Current Opinion in Infectious Diseases*, 11(4), 457–460.

このレビューには，ハンガリー人産科医イグナーツ・フィリップ・ゼンメルワイスの150年前の業績が述べられている。Rotterは疾患の予防に手指衛生が重要だとしたゼンメルワイスの発見について記載するだけでなく，現代も一部の医療者の間にコンプライアンスが欠如していると論じ，150年後も手指衛生が「教育上の未解決問題である」と結論づけた。

## 参考文献

1. Erasmus, V., Daha, T. J., Brug, H., Richardus, J. H., Behrendt, M. D., Vos, M. C., & van Beeck, E. F. (2010). Systematic review of studies on compliance with hand hygiene guidelines in hospital care. *Infection Control and Hospital Epidemiology*, 31(3), 283–294.
2. Saint, S., Lipsky, B. A., Baker, P. D., McDonald, L. L., & Ossenkop, K. (1999). Urinary catheters: What type do men and their nurses prefer? *Journal of the American Geriatric Society*, 47(12), 1453–1457.
3. Cornia, P. B., Amory, J. K., Fraser, S., Saint, S., & Lipsky, B. A. (2003). Computer based order entry decreases duration of indwelling urinary catheterization in hospitalized patients. *American Journal of Medicine*, 114(5), 404–407.
4. Saint, S., Kaufman, S. R., Thompson, M., Rogers, M. A., & Chenoweth, C. E. (2005). A reminder reduces urinary catheterization in hospitalized patients. *Joint Commission Journal on Quality and Patient Safety*, 31(8), 455–462.
5. Gould, C. V., Umscheid, C. A., Agarwal, R. K., Kuntz, G., Pegues, D. A. & Healthcare Infection Control Practices Advisory Committee. (2010). Guideline for prevention of catheter-associated urinary tract infections 2009. *Infection Control and Hospital Epidemiology*, 31(4), 319–326.
6. Meddings, J., Rogers, M. A., Krein, S. L., Fakih, M. G., Olmsted, R. N., & Saint, S. (2014). Reducing unnecessary urinary catheter use and other strategies to prevent catheter-associated urinary tract infection: An integrative review. *BMJ Quality and Safety*, 23(4), 277–289.
7. Srinivasan, A., Wise, M., Bell, M., Cardo, D., Edwards, J., Fridkin, S., ... Pollock, D. (2011). Vital signs: Central line-associated bloodstream infections—United States, 2001, 2008, and 2009. *Morbidity and Mortality Weekly Report*, 60(08), 243–248.
8. Pronovost, P., Needham, D., Berenholtz, S., Sinopoli, D., Chu, H., Cosgrove, S., ... Goeschel, C. (2006). An intervention to decrease catheter-related bloodstream infections in the ICU. *New England Journal of Medicine*, 355(26), 2725–2732.
9. Render, M. L., Hasselbeck, R., Freyberg, R. W., Hofer, T. P., Sales, A. E., Almenoff, P. L., & Group, V. I. C. A. (2011). Reduction of central line infections in Veterans Administration intensive care units: An observational cohort using a central infrastructure to support learning and improvement. *BMJ Quality and Safety*, 20(8), 725–732.
10. Gawande, A. (2009). *The checklist manifesto: How to get things right*. New York, NY: Metropolitan Books.
11. Kress, J. P., Pohlman, A. S., O'Connor, M. F., & Hall, J. B. (2000). Daily interruption of sedative infusions in critically ill patients undergoing mechanical ventilation. *New England Journal of Medicine*, 342(20), 1471–1477.

12. Smith, G. C., & Pell, J. P. (2003). Parachute use to prevent death and major trauma related to gravitational challenge: Systematic review of randomised controlled trials. *BMJ (Clinical Research), 327*(7429), 1459–1461.

# ● 第4章

## さらに理解を深めるために

Collins, J. (2001). *Good to great: Why some companies make the leap. . . and others don't*. New York, NY: HarperBusiness.

「良い会社は大きくなれるのか」という設問への解答を求め、顕著な業績改善を達成した11の企業について、共通した特徴がないか掘り下げた書籍である。著者が見出したものは、世間一般がもつ時代の通念に異議を唱えるものであった。

Damschroder, L. J., Banaszak-Holl, J., Kowalski, C. P., Forman, J., Saint, S., & Krein, S. L. (2009). The role of the champion in infection prevention: Results from a multisite qualitative study. *Quality and Safety in Health Care, 18*(6), 434–440.

86名(14の退役軍人病院と非退役軍人病院)を対象とした、多施設における混合研究で、Damschroderらは、米国で医療関連感染予防のベストプラクティスを実行するために尽力した推進役の種類と数を調査した。その結果からは、推進役の選択に影響する要因が、実行しようとするプラクティスの種類(新しい技術なのか、行動の変化なのか)によって異なること、また、組織のネットワークの質が推進役の有効性に影響を与えるということが示唆された。

Fakih, M. G., Pena, M. E., Shemes, S., Rey, J., Berriel-Cass, D., Szpunar, S. M., Savoy-Moore, R. T., & Saravolatz, L. D. (2010). Effect of establishing guidelines on appropriate urinary catheter placement. *Academic Emergency Medicine, 17*(3), 337–340.

この研究で著者らは、大学附属病院において適正な膀胱留置カテーテル挿入に関する院内指針を作成し、救急部の医師に教育を行った効果について検証した。その結果、15%の患者にカテーテルが留置されていたが、医師の指示の記載があったのはそのうちの47%にすぎなかった。(記載のあるカテーテルの75.5%が適正な挿入だったのに対し、記載がないカテーテルで適正に使用されていたのは52%にとどまった)。この結果は、尿道留置カテーテル挿入の指針を作成し、救急部の医師に教育することが、カテーテル使用の著明な減少に関連していることを示している。

## 参考文献

1. Health care personnel flu vaccination: Internet panel survey, United States, November 2012. Retrieved from http://www.cdc.gov/flu/fluvaxview/hcp-ips-nov2012.htm
2. Fakih, M. G., Krein, S. L., Edson, B., Watson, S. R., Battles, J. B., & Saint, S. (in press). Engaging healthcare workers to prevent catheter-associated urinary tract infection and avert patient harm. *American Journal of Infection Control*.
3. Farley, J. E., Doughman, D., Jeeva, R., Jeffries, P., & Stanley, J. M. (2012). Department of Health and Human Services releases new immersive simulation experience to improve infection control knowledge and practices among health care workers and students. *American Journal of Infection Control, 40*(5), 258–259.
4. Krein, S. L., Kowalski, C. P., Harrod, M., Forman, J., & Saint, S. (2013). Barriers to reducing urinary catheter use: A qualitative assessment of a statewide initiative. *JAMA Internal Medicine, 173*(10), 881–886.

# ● 第5章

## さらに理解を深めるために

Blackshear, P. B. (2004). The followership continuum: A model for increasing organizational productivity. *The Innovation Journal: The Public Sector Innovation Journal, 9*(1), 1–16.

本論文において、著者は、フォロワーシップ連続体(Followership Continuum)と名付けた労働力の業務遂行水準を測定するモデルの中で、フォロワーシップの段階を提示した。連続体上で最高段階のフォロワーシップを評価、発展させることにより、労働力の生産性が大幅に改善しうると提唱している。

Blanchard, K. H., & Johnson, S. (2003). *The one minute manager* (3rd ed.). New York, NY: William Morrow.

最も広く読まれているマネジメントに関する書籍のひとつである『1分間マネジャー』(ダイヤモンド社)は、「何をもってすれば有能なマネジャーたりえるのか」を知りたいというある若者の物語である。この簡潔かつ読みやすい物語を通じて、3つのきわめて実践的な「秘訣」という形で若者への助言が示される。それらが、1分間目標設定、1分間称賛法、そして1分間修正法である。

Kelley, R. E. (1988, November-December). In praise of followers. *Harvard Business Review, 66*(6), 142–148.

本論文で著者は、組織が持ちこたえられるか否かは、リーダーがどれほどうまく導くかだけではなく、フォロワーがどれほどうまく従うかによっても決まるのだと主張する。マネジメントに関する書籍の多くが、強いリーダーに必要な特質を検証するのに対し、Kelleyは効果的なフォロワーシップを促進するために不可欠な特性を探っている。

Kotter, J. P. (1990). What leaders really do. *Harvard Business Review, 68*(3), 103–111.

この古典的な論文は、発表された20年以上前と同様に現在も、真実を物語っていると思われる。Kotterは、リーダーシップとマネジメントは異なるものとして企業が認識しなければならないと主張する。続けて、一方が他方よりも優れているという考え方に反論し、なぜ両者がビジネスで成功するために必要なのかを述べている。

Northouse, P. (2013). *Leadership: Theory and practice* (6th ed.). Thousand Oaks, CA: SAGE.

世界中の大学で標準的な教科書として使用されている本書は、リーダーシップに関する主要な理

論とモデルをわかりやすく提示している。著者は，実践的な演習やケーススタディを全体に配置した。このトピックに興味がある人必携の1冊である。

Saint, S., Kowalski, C. P., Banaszak-Holl, J., Forman, J., Damschroder, L., & Krein, S. L. (2010). The importance of leadership in preventing healthcare-associated infection: Results of a multisite qualitative study. *Infection Control and Hospital Epidemiology, 31*(9), 901–907.

この論文で Saint と共同研究者らは予備データの追跡調査を行い，病院が感染予防活動に携わるか否かについて重要な役割を果たすのは，病院のリーダーシップであることを示した。その結果，成功するリーダーの特性として以下を見出した。(a) 臨床的に卓越した文化を育成し，それを効果的にスタッフに伝えること，(b) 障壁に打ち勝つことに主眼を置き，HAI 予防を妨害する抵抗勢力や運用に関する問題に直接対処すること，(c) 職員にやる気を起こさせ，(d) 委員会の重要決議前の根回しを行い，取り組み推進のために公的権力を行使し，専門分野を横断した協力関係を構築するなどして，戦略的に考える一方で，局地的に行動すること。

## 参考文献

1. American College of Healthcare Executives. (2013). Top issues confronting hospitals: 2013. Chicago, IL. Retrieved from http://www.ache.org/pubs/research/ceoissues.cfm
2. Collins, J. (2001). *Good to great: Why some companies make the leap... and others don't*. New York, NY: HarperCollins.
3. Northouse, P. (2013). *Leadership: Theory and practice* (6th ed.). Thousand Oaks, CA: SAGE.
4. Association of American Medical Colleges. (2011). Addressing the physician shortage under reform. Washington, DC: Mann. Retrieved from https://www.aamc.org/newsroom/reporter/april11/184178/addressing_the_physician_shortage_under_reform.html
5. Saint, S., Kowalski, C. P., Banaszak-Holl, J., Forman, J., Damschroder, L., & Krein, S. L. (2010). The importance of leadership in preventing healthcare-associated infection: Results of a multisite qualitative study. *Infection Control and Hospital Epidemiology, 31*(9), 901–907.
6. Mayer, J. D., & Salovey, P. (1997). What is emotional intelligence? In P. Salovey & D. J. Sluyter (Eds.), *Emotional development and emotional intelligence* (pp. 3–31). New York, NY: Basic Books.
7. Kelley, R. E. (1992). *The power of followership*. New York, NY: Doubleday Currency.
8. Van de Waal, E., Borgeaud, C., Whiten, A. (2013). Potent social learning and conformity shape a wild primate's foraging decisions. *Science, 340*, 483–485.
9. Rogers, E. M. (2003). *Diffusion of innovations* (5th ed.). New York, NY: Free Press.

## ● 第 6 章

### さらに理解を深めるために

Krein, S. L., Damschroder, L., Kowalski, C. P., Forman, J., Hofer, T. P., & Saint, S. (2010). The influence of organizational context on quality improvement and patient safety efforts in infection prevention: A multi-center qualitative study. *Social Science and Medicine, 71*(9), 1692–1701.

この論文で著者らは，米国の病院において中心ライン関連血流感染（CLABSI）予防を目的とした質改善活動と推奨される対策の実施状況を詳細に調査した。どのように，また，なぜ特定の病院では対策を実施に移すことに成功したのか，より良い理解を得るため，病院ごとの経験が比較対照された。その知見からは，特性の異なる組織間で質改善の戦略の実績にどのような差が生じるのかについて，重要な洞察を得ることができる。

Krein, S. L., Kowalski, C. P., Harrod, M., Forman, J., & Saint, S. (2013). Barriers to reducing urinary catheter use: A qualitative assessment of a statewide initiative. *JAMA Internal Medicine, 173*(10), 881–886.

Krein と共同研究者は，ミシガン保健医療協会キーストーンセンター患者安全部門が不必要な膀胱留置カテーテルの使用を減らすために実施した州全体にわたるプログラム（CAUTI バンドル）の参加病院から，意図的に 12 病院を抽出した。そして，主要な情報提供者へのインタビューを通し，各病院での経験に基づいてカテーテル関連尿路感染の予防活動を強化する方法を明らかにした。論文で，著者らは活動を実行する上での障壁と，それに対応するための戦略を示している。

Saint, S., Kowalski, C. P., Banaszak-Holl, J., Forman, J., Damschroder, L., & Krein, S. L. (2009). How active resisters and organizational constipators affect health care acquired infection prevention efforts. *Joint Commission Journal on Quality and Patient Safety, 35*(5), 239–246.

著者らは，科学的根拠に基づいた医療関連感染対策を実行に移す際の障壁を特定するために行われた全国調査において，特に病院職員が果たす役割に主眼を置き，スタッフとの電話および対面でのインタビューを通して定性的なデータを収集した。特に 2 種類の職員，積極的抵抗者と組織的妨害者が感染予防活動の妨げとなり，こうした障壁を克服するべく病院職員が様々な方法で対処していることが明らかとなった。

## 参考文献

1. Pascale, R., Sternin, J., & Sternin, M. (2010). *The power of positive deviance: How unlikely innovators solve the world's toughest problems*. Boston, MA: Harvard Business Review Press.
2. Reinertsen, J. L., Gosfield, A. G., Rupp, W., & Whittington, J. W. (2007). *Engaging physicians in a shared quality agenda*. IHI Innovation Series white paper. Cambridge, MA: Institute for Healthcare Improvement. (Available on www.IHI.org)
3. Saint, S., Kowalski, C. P., Banaszak-Holl, J., Forman, J., Damschroder, L., & Krein, S. L. (2009). How active resisters and organizational constipators affect health care-acquired infection prevention efforts. *Joint Commission Journal on Quality and Patient Safety, 35*(5), 239–246.
4. Saint, S., Wiese, J., Amory, J. K., Bernstein, M. L., Patel, U. D., Zemencuk, J. K., ... Hofer, T. P. (2000). Are physicians aware of which of their patients have indwelling urinary

catheters? *The American Journal of Medicine, 109*(6), 476–480.
5. Harrod, M., Kowalski, C. P., Saint, S., Forman, J., & Krein, S. L. (2013). Variations in risk perceptions: A qualitative study of why unnecessary urinary catheter use continues to be problematic. *BMC Health Services Research, 13*, 151. doi: 10.1186/1472-6963-13-151
6. Grant, A. M., & Hofmann, D. A. (2011). It's not all about me: Motivating hand hygiene among health care professionals by focusing on patients. *Psychological Science, 22*(12), 1494–1499.

## ● 第7章

### さらに理解を深めるために

di Martino, P., Ban, K. M., Bartoloni, A., Fowler, K. E., Saint, S., & Mannelli, F. (2011). Assessing the sustainability of hand hygiene adherence prior to patient contact in the emergency department: A 1-year post-intervention evaluation. *American Journal of Infection Control, 39*(1), 14–18.

本研究で著者らは、先に報告されたイタリアのフィレンツェにおける小児救急部門で成功裡に終わった手指衛生の介入について、持続可能性を評価している。取り組みから1年後の遵守率（〜45％）は、介入直後（〜45％）と一致していることを明らかにした。また、この期間の遵守率が看護師では上昇（41％から50％）し、医師では著明に減少（50％から36％）したことも示された。以上の結果は、持続可能性のプログラムにおいて、医療者間で差異が生じうることを示唆している。

Fakih, M. G., Rey, J. E., Pena, M. E., Szpunar, S., & Saravolatz, L. D. (2013). Sustained reductions in urinary catheter use over 5 years: Bedside nurses view themselves responsible for evaluation of catheter necessity. *American Journal of Infection Control, 41*, 236–239.

ミシガン州で三次医療に携わる800床の教育病院の、ICU以外の病棟を対象とした本研究で、著者らは適正な膀胱留置カテーテルの使用を増加させるための多面的介入の効果と、その遵守状況を維持する能力について評価している。5年の研究期間で、膀胱留置カテーテルの使用は17.3％から12.7％へと有意に減少（p＜.0001）した。

Lieber, S. R., Mantengoli, E., Saint, S., Fowler, K. E., Fumagalli, C., Bartolozzi, D., . . . Bartoloni, A. (2014). The effect of leadership on hand hygiene: Assessing hand hygiene adherence prior to patient contact in 2 infectious disease units in Tuscany. *Infection Control and Hospital Epidemiology, 35*(3), 313–316.

イタリアのフィレンツェの病院の感染症病棟で行われた本研究において、Lieberらは、成功裡に終わった4年間の手指衛生の多面的取り組みの持続可能性について評価している。全医療従事者の手指衛生遵守率は、介入前（37％）と比較して介入から4年後（71％）に有意に高かった。この介入には参加していなかったが、介入における推進役の医師の指導下にあった別の感染症病棟で行われた研究によれば、推進役の医師が退職した後、

看護師と医師の遵守率は有意に減少した（それぞれ51％から8％、51％から3％）。本研究の結果は、介入の成功例に加えて、手指衛生の実践におけるリーダーシップの効果をも例示している。

Matar, D. S., Pham, J. C., Louis, T. A., & Berenholtz, S. M. (2013). Achieving and sustaining ventilator-associated pneumonia-free time among intensive care units (ICUs): Evidence from the Keystone ICU Quality Improvement Collaborative. *Infection Control and Hospital Epidemiology, 34*(7), 740–743.

ミシガン州キーストーンのICU協働事業の後ろ向き研究では、成人ICUにおいて、相当な人工呼吸器使用月数および歴月にわたり、人工呼吸器関連肺炎（VAP）の発生率をゼロにし、それを持続できることを示した。参加したICUの半数は、連続26.2人工呼吸器使用月数の間、VAPの発生がなかった。歴月で表すと、半数のICUでは6カ月以上、4分の3のICUではほぼ12カ月にわたり、VAPの発生がなかった。以上の結果には、公衆衛生上の重要な意味合いがあり、現実的なベストプラクティスのベンチマークとなる。

Stirman, S. W., Kimberly, J., Cook, N., Calloway, A., Castro, F. & Charns, M. (2012). The sustainability of new programs and innovations: A review of the empirical literature and recommendations for future research. *Implementation Science, 7*, 17.

本研究文献のレビューで、著者らは、持続可能性に関する125の研究を評価した。そして、発表されたほとんどの研究が後ろ向き調査であり、約半数は自己申告データに基づいていることを明らかにした。量的研究と質的研究がほぼ同数で、厳密な評価手法はほとんど用いられていなかった。ひとたび実行された介入やプログラムへの適応の範囲、性質、効果を明らかにする研究がこの領域では不足している。本研究の結果は、前向きおよび実験的研究デザインが必要であると同時に、現象を理解し、仮説を洗練し、維持可能性を推進するための戦略を開発する上で、質的研究にも重要な役割があることを示唆している。

### 参考文献

1. Miller, B. L., Krein, S. L., Fowler, K. E., Belanger, K., Zawol, D., Lyons, A., . . . Saint, S. (2013). A multimodal intervention to reduce urinary catheter use and associated infection at a Veterans Affairs Medical Center. *Infection Control and Hospital Epidemiology, 34*(6), 631–633.
2. Lieber, S. R., Mantengoli, E., Saint, S., Fowler, K. E., Fumagalli, C., Bartolozzi, D., . . . Bartoloni, A. (2014). The effect of leadership on hand hygiene: Assessing hand hygiene adherence prior to patient contact in 2 infectious disease units in Tuscany. *Infection Control and Hospital Epidemiology, 35*(3), 313–316.
3. Pronovost, P. J., Goeschel, C. A., Colantuoni, E., Watson, S., Lubomski, L. H., Berenholtz, S. M., . . . Needham, D. (2010). Sustaining reductions in catheter-related bloodstream infections in Michigan intensive care units: Observational study. *BMJ Clinical Research, 340*, c309.

参考文献

## ● 第8章

### さらに理解を深めるために

*The Breakthrough Series: IHI's collaborative model for achieving breakthrough improvement.* (2003). IHI Innovation Series white paper. Boston, MA: Institute for Healthcare Improvement.

本白書には，米国医療の質改善研究所（IHI）が変革の支援を通して医療改善のために開発し，成功をおさめた協働事業の概要が示されている。50を超える協働事業の経験を活かし，ブレイクスルー・シリーズモデルを試験，改良して，劇的かつ持続的変化をもたらすための枠組みとして提供している。

Fakih, M. G., George, C., Edson, B. S., Goeschel, C. A., & Saint, S. (2013). Implementing a national program to reduce catheter-associated urinary tract infection: A quality improvement collaboration of state hospital associations, academic medical centers, professional societies, and governmental agencies. *Infection Control and Hospital Epidemiology, 34*(10), 1048-1054.

本論文で著者らは，米国医療研究品質庁が資金援助を行うカテーテル関連尿路感染（CAUTI）を減らすための国家的活動の概要を解説している。ミシガン州保健・病院協会キーストーン・センター主導のもとミシガン州で行われ，成功裡に終わった試験的な研究に基づき，プロジェクトは次に挙げる要素で構成される。(1) 活動調整の中央化と情報の拡散，(2) 確立された疾患定義およびアプローチに基づくデータ収集，(3) CAUTI予防の技術的プラクティスに焦点を当てたガイダンス，(4) 社会適応に関する理解の強化，(5) 関連分野の専門知識を持つ専門機関や政府機関との提携。

Nembhard, I. M. (2009). Learning and improving in quality improvement collaboratives: Which collaborative features do participants value most? *Health Services Research, 44*(Part 1), 359-378.

調査と半構造化インタビューを通して，著者はIHIが支援する各種協働事業への参加者が，特に改善活動の全体的な推進と知識獲得に最も有益と考えた特徴を明らかにした。Nembhardは，参加者が最も有益と見なした協働事業のデザインおよび実行の特徴について，組織間の特徴を含めて明らかにした。

Saint, S., Greene, M. T., Kowalski, C. P., Watson, S. R., Hofer, T. P., & Krein, S. L. (2013). Preventing catheter-associated urinary tract infection in the United States: A national comparative study. *JAMA Internal Medicine, 173*(10), 874-879.

本研究で著者らは，米国の病院において特定の感染対策の活用状況を比較するために，470名の感染予防担当者を対象に調査を行った。その結果，ミシガン州の病院はそれ以外の米国の病院と比べ，より多くがHAI減少のための協働事業に参入（94％対67％）しており，そのことがミシガン州の病院におけるCAUTI発生率25％減少（その他の米国の病院では6％減少）に寄与しているのではないかと考えられた。

### 参考文献

1. Øvretveit, J., Bate, P., Cleary, P., Cretin, S., Gustafson, D., McInnes, K., ... Wilson, T. (2002). Quality collaboratives: Lessons from research. *Quality and Safety in Health Care, 11*(4), 345-351.
2. Nembhard, I. M. (2009). Learning and improving in quality improvement collaboratives: Which collaborative features do participants value most? *Health Services Research, 44* (Part 1), 359-378.
3. Schouten, L. M., Hulscher, M. E., van Everdingen, J. J., Huijsman, R., Grol, R. P. (2008). Evidence for the impact of quality improvement collaboratives: Systematic review. *British Medical Journal, 336*(7659), 1491-1494.

## ● 第9章

### さらに理解を深めるために

Abbett, S. K., Yokoe, D. S., Lipsitz, S. R., Badar, A. M., Berry, W. R., Tamplin, E. M., & Gawande, A. A. (2009). Proposed checklist of hospital interventions to decrease the incidence of healthcare-associated *Clostridium difficile* infection. *Infection Control and Hospital Epidemiology, 30*(11), 1062-1069.

Abbettらは，三次医療を提供する大学病院において，クロストリジウム・ディフィシル感染症発生率と関連する死亡率減少を目的とした予防および治療バンドルの効果について評価した。クロストリジウム・ディフィシル感染症発生率は，1,047,849患者日数の観察期間中に，1000患者日数あたり1.10件から0.66件へと，40％減少した。

McDonald, L. C., Lessa, F., Sievert, D., Wise, M., Herrera, R., Gould, C., ... Cardo, D. (2012). Vital Signs: Preventing *Clostridium difficile* infections. *Morbidity and Mortality Weekly Report, 61*(09), 157-162.

本報告書では，病院以外の医療現場との接点がクロストリジウム・ディフィシル感染症発生率に与える影響を明らかにするために，新興感染症プログラムの人口データを，場所と受診歴に基づいて解析した。さらに，CDCの勧告を実行するプログラムによって，クロストリジウム・ディフィシル感染症がどの程度予防可能か検証している。その結果，ほとんどすべてのクロストリジウム・ディフィシル感染症が，リスク因子となる抗菌薬の処方と，菌の伝播が起こる多様な医療現場と関連していることが示唆された。また，感染対策の徹底により病院発症の感染症を予防できることも示されている。

Dubberke, E. R., Carling, P., Carrico, R., Donskey, C. Loo, V. G., McDonald, L. C., ... Gerding, D. N. (2014). Strategies to prevent *Clostridium difficile* infections in acute care hospitals. *Infection Control and Hospital Epidemiology, 35*(6), 628-645.

本要約において，著者らは，急性期病院でクロストリジウム・ディフィシル感染症を予防するための，実践的な勧告を提示した。クロストリジウム・ディフィシル感染症の診断，予防と治療に関する最新の知見が簡潔な形でレビューされている。

Hsu, J., Abad, C., Dinh, M., & Safdar, N. (2010). Prevention of endemic healthcare associated *Clostridium difficile* infection: Reviewing the evidence. *The American Journal of Gastroenterology*, 105(11), 2327-2329.

医療関連クロストリジウム・ディフィシル感染症対策に関するこのシステマティック・レビューで，著者らは，クロストリジウム・ディフィシル感染症予防に関するランダム化比較試験がほとんど行われていないことを見出した。しかしながら，抗菌薬適正使用支援，手袋着用，手指衛生，単回使用の体温計が予防には重要であることを，最良の科学的根拠が示唆している。また，環境消毒とプロバイオティクスについても予防効果があるかもしれないが，それを明らかにするにはさらなる検証を必要としている。

## 参考文献

1. Johnson, S., Gerding, D. N., Olson, M. M., Weiler, M. D., Hughes, R. A., Clabots, C. R., & Peterson, L. R. (1990). Prospective, controlled study of vinyl glove use to interrupt *Clostridium difficile* nosocomial transmission. *American Journal of Medicine*, 88(2), 137-140.
2. Grady, D. (March 20, 2012). Gut infections are growing more lethal. *New York Times*, p. D1.
3. Mayo Clinic. (2013). Diseases and conditions: C. *difficile* infection. Retrieved from http://www.mayoclinic.org/diseases-conditions/c-difficile/basics/definition/con-20029664
4. Eyre, D. W., Cule, M. L., Wilson, D. J., Griffiths, D., Vaughan, A., O'Connor, L., . . . Walker, A. S. (2013). Diverse sources of C. *difficile* infection identified on whole-genome sequencing. *New England Journal of Medicine*, 369(13), 1195-1205.
5. Dubberke, E. R., Gerding, D. N., Classen, D., Arias, K. M., Podgorny, K., Anderson, D. J., . . . Yokoe, D. S. (2008). Strategies to prevent *Clostridium difficile* infections in acute care hospitals. *Infection Control and Hospital Epidemiology*, Supplement 1, S81-592.
6. Rotjanapan, P., Dosa, D., & Thomas, K. S. (2011). Potentially inappropriate treatment of urinary tract infections in two Rhode Island nursing homes. *Archives of Internal Medicine*, 171(5), 438-443.
7. Fridkin, S., Baggs, J., Fagan, R., Magill, S., Pollack, L. A., Malpied, P., . . . Srinivasan, A. (2014). Vital Signs: Improving antibiotic use among hospitalized patients. *Morbidity and Mortality Weekly Report*, 63(9), 194-200.
8. Flanders, S. A., & Saint, S. (2014). Why does antimicrobial overuse in hospitalized patients persist? *JAMA Internal Medicine*, 174(5), 661-662.
9. Spellberg, B. (2014). Antibiotic judo: Working gently with prescriber psychology to overcome inappropriate use. *JAMA Internal Medicine*, 174(3), 432-433.
10. Rousseau, J-J. (1762). *The social contract*. (Book 1, Section 7). London: Penguin.
11. Flanders, S. A., & Saint, S. (2012). Enhancing the safety of hospitalized patients: Who is minding the antimicrobials? Comment on "Overtreatment of Enterococcal Bacteriuria." *Archives of Internal Medicine*, 172(1), 38-40.
12. Abbett, S. K., Yokoe, D. S., Lipsitz, S. R., Badar, A. M., Berry, W. R., Tamplin, E. M., & Gawande, A. A. (2009). Proposed checklist of hospital interventions to decrease the incidence of healthcare-associated *Clostridium difficile* infection.

*Infection Control and Hospital Epidemiology*, 30(11), 1062-1069.

13. Van Nood, E., Vrieze, A., Nieuwdorp, M., Fuentes, S., Zoetendal, E. G., de Vos, W. M., . . . Keller, J. J. (2013). Duodenal infusion of donor feces for recurrent *Clostridium difficile*. *New England Journal of Medicine*, 368(5), 407-415.

## ● 第10章

### さらに理解を深めるために

Kiyoshi-Teo, H., Krein, S. L., & Saint, S. (2013). Applying mindful evidence-based practice at the bedside: Using catheter-associated urinary tract infection as a model. *Infection Control and Hospital Epidemiology*, 34(10), 1099-1101.

本論文は，科学的根拠に基づく実践を患者ケアに組み込むために，個々の臨床家がマインドフルネスをどのように活用すればよいかを示す，マインドフルで根拠に基づいた実践モデルを紹介している。CAUTI予防を例に挙げ，妥当なカテーテル挿入の適応と時宜を得たカテーテル抜去に関して，どうすれば臨床家がよりマインドフルになれるかを説明している。

Borg, M. A. (2014). Cultural determinants of infection control behavior: Understanding drivers and implementing effective change. *Journal of Hospital Infection*, 86(3), 161-168.

本論文は，感染予防・管理の活動改善の要件として，ホフステードの3つの構造に主眼を置いている。特に，現代の感染予防手段の多くは，不確実性を回避し，権力格差が少ない傾向をもち，個人主義と男性らしさが好まれる文化に強く適合しており，このような文化の組み合わせは，近年HAI発生率が改善しているアングロ・サクソン系の国々にほぼ限局していると指摘している。

Saint, S., Gaies, E., Harrod, M., Fowler, K. E., & Krein, S. L. (2014). Brief Report: Introducing a catheter-associated urinary tract infection prevention "Guide to Patient Safety" (GPS). *American Journal of Infection Control*, 42(5), 548-550.

広範囲な質的評価に基づき，著者らは「CAUTI患者安全のためのガイド」と呼ばれる自己評価ツールを開発した。この質改善ツールの論理的根拠，特徴，および有用性が述べられている。

Salmon, P., & Hall, G. M. (2004). Patient empowerment or the emperor's new clothes. *Journal of the Royal Society of Medicine*, 97(2), 53-56.

SalmonとHallは，選択を下す権限を獲得した患者の経験を調査し，概念としてのエンパワメントの妥当性を探求した。患者視点の記述をもとに，著者らは，患者が一般的にはエンパワメントを受け入れないこと，そして患者がエンパワーされた際に何を望むのかについて研究しないまま，患者をエンパワーするための研究を強調することで，医療界は逆説的に「医師が最善を知っている」という伝統的な思い込みから抜け出せないでいることを示唆している。

Spelberg, B., Bartlett, J. G., & Gilbert, D. N. (2013). The future of antibiotics and resistance. *New England Journal of Medicine, 368*(4), 299–302.

本論文は，抗菌薬耐性に立ち向かうための未来の戦略を提案している。長期的な解決策には，耐性，疾患そして予防の特性の再概念化，さらに基礎および応用研究と政策活動に対する追加の社会投資に基づく新たなアプローチが必要であると述べている。

## 参考文献

1. Saint, S., Gaies, E., Harrod, M., Fowler, K. E., & Krein, S. L. (2014). Brief Report: Introducing a catheter-associated urinary tract infection prevention "Guide to patient safety" (GPS). *American Journal of Infection Control, 42*(5), 548–550.
2. McCain, J. (2012). Hospital at home saves 19% in real-world study. *Managed Cared, 21*(11), 22–26.
3. Span, P. (April 7, 2011). A common infection, commonly overtreated. *New York Times.* Retrieved from http://newoldage.blogs.nytimes.com/2011/04/07/in-nursing-homes-a-common-infection-is-commonly-overtreated/?_php=true&_type=blogs&_r=0
4. Flanders, S. A., & Saint, S. (2012). Enhancing the safety of hospitalized patients: Who is minding the antimicrobials? Comment on "Overtreatment of Enterococcal Bacteriuria." *Archives of Internal Medicine, 172*(1), 38–40.
5. Bearman, G., Bryant, K., Leekha, S., Mayer, J., Munoz-Price, S., Murthy, R., . . . White, J. (2014). Healthcare personnel attire in non-operating-room settings. *Infection Control and Hospital Epidemiology, 35*(2), 107–121.
6. Krein, S. L., Kowalski, C. P., Hofer, T. P., & Saint, S. (2012). Preventing hospital acquired infections: A national survey of practices reported by U.S. hospitals in 2005 and 2009. *Journal of General Internal Medicine, 27*(7), 773–779.
7. Saint, S., Greene, M. T., Damschroder, L., & Krein, S. L. (2013). Is the use of antimicrobial devices to prevent infection correlated across different healthcare-associated infections? Results from a national survey. *Infection Control and Hospital Epidemiology, 34*(8), 847–849.
8. Noyce, J. O., Michels, H., & Keevil, C. W. (2006). Potential use of copper surfaces to reduce survival of epidemic MRSA in the healthcare environment. *Journal of Hospital Infection, 63*(3), 289–297.
9. Rai, S., Hirsch, B. E., Attaway, H. H., Nadan, R., Fairey, S., Hardy, J., . . . Schmidt, M. G. (2012). Evaluation of the antimicrobial properties of copper surfaces in an outpatient infectious disease practice. *Infection Control and Hospital Epidemiology, 33*(2), 200–201.
10. Zoutman, D., Shannon, M., & Mandel, A. (2011). Effectiveness of a novel ozonebased system for the rapid high-level disinfection of health care spaces and surfaces. *American Journal of Infection Control, 39*(10), 873–879.
11. TransWorldNews. (November 30, 2013). Global monoclonal antibody market: $50 billion industry in 2012. Retrieved from http://www.transworldnews.com/1483738/a70079/global-monoclonal-antibody-market-50-billion-industry-in-2012
12. Varrone, J. J., Li, D., Daiss, J. L., & Schwarz, E. M. (2011). Anti-glucosaminidase monoclonal antibodies as a passive immunization for methicillin-resistant *Staphylococcus aureus* (MRSA) orthopaedic infections. *Bonekey Osteovision, 8*, 187–194.
13. Mitsuma, S. F., Mansour, M. K., Dekker, J. P., Kim, J., Rahman, M. Z., Tweed-Kent, A., & Schuetz, P. (2013). Promising new assays and technologies for the diagnosis and management of infectious diseases. *Clinical Infectious Diseases, 56*(7), 996–1002.
14. Kennedy, P. (March 9, 2014). The fat drug. *New York Times,* p. SR1.
15. McGuckin, M., Waterman, R., Storr, I. J., Bowler, I. C., Ashby, M., Topley, K., & Porten, L. (2001). Evaluation of a patient-empowering hand hygiene programme in the UK. *Journal of Hospital Infection, 48*(3), 222–227
16. Shanafelt, T. D., Boone, S., Tan, L., Dyrbye, L. N., Sotile, W., Satele, D., . . . Oreskovich, M. R. (2012). Burnout and satisfaction with work-life balance among U.S. physicians relative to the general U.S. population. *JAMA Internal Medicine, 172*(18), 1377–1385.
17. Beach, M. C., Roter, D., Korthuis, P. T., Epstein, R. M., Sharp, V., Ratanawongsa, N., . . . Saha, S. (2013). A multicenter study of physician mindfulness and health care quality. *Annals of Family Medicine, 11*(5), 421–428.
18. Fortney, L., Luchterhand, C., Zakletskaia, L., Zgierska, A., & Rakel, D. (2013). Abbreviated mindfulness intervention for job satisfaction, quality of life, and compassion in primary care clinicians: A pilot study. *Annals of Family Medicine, 11*(5), 412–420.
19. Kiyoshi-Teo, H., Krein, S. L., & Saint, S. (2013). Applying mindful evidence-based practice at the bedside: Using catheter-associated urinary tract infection as a model. *Infection Control and Hospital Epidemiology, 34*(10), 1099–1101.
20. Steadman, I. (February 11, 2013). IBM's Watson is better at diagnosing cancer than human doctors. *Wired.* Retrieved from http://www.wired.co.uk/news/archive/2013-02/11/ibm-watson-medical-doctor/viewall

●著者

**サンジェイ・セイント（Sanjay Saint）MD, MPH**
ミシガン大学内科教授，退役軍人省／ミシガン大学患者安全推進プログラム主任，アナーバー退役軍人ヘルスケアシステム内科副部長。カテーテル関連尿路感染（CAUTI）防止を掲げる国際的なリーダーであり，現在，合衆国政府が資金援助し，国内全域で展開しているCAUTI減少のためのプロジェクトにおいて，指導的な立場のチームに属している。米国，ヨーロッパ，日本など，50を超える大学および病院の客員教授を務めている。

**サラ・L・クレイン（Sarah L. Krein）PhD, RN**
ミシガン大学内科研究准教授，アナーバー退役軍人臨床管理研究センター医療科学研究専門官。特に患者の安全を高めることと，医療関連合併症の防止に主眼を置いており，その研究は米国合衆国退役軍人省などから助成を受けている。

**ロバート・W・ストック（Robert W. Stock）**
フリーライター。長年にわたり『ニューヨーク・タイムズ』の編集委員およびコラムニストを務めた。フリーとなった現在も，遺伝子診断のための羊水穿刺から公衆衛生に至るまで，多くの医療記事を執筆している。

病院での感染症をどう予防するか　プロジェクトの立ち上げと現場で役立つ対策

2017年10月5日　初版第1刷発行
著　者　　サンジェイ・セイント／サラ・L・クレイン／ロバート・W・ストック
監修者　　齋藤昭彦・徳田安春
監訳者　　坂本史衣
訳　者　　佐々木重喜
発行者　　西村正徳
発行所　　西村書店
　　　　　東京出版編集部
　　　　　〒102-0071　東京都千代田区富士見2-4-6
　　　　　tel 03-3239-7671　fax 03-3239-7622
　　　　　www.nishimurashoten.co.jp
印　刷　　三報社印刷株式会社　　製本　株式会社難波製本

本書の内容を無断で複写・複製・転載すると，著作権および出版権の侵害となることがありますのでご注意下さい。

ISBN978-4-89013-479-3